기적을 일으키는
베개의 힘

기적을 일으키는
베개의 힘

· 야마다 슈오리 지음 ㅣ 김진희 옮김 ·

평단

고질적인 어깨 결림과 요통에 시달려도 40대와 50대가 되면 의사도 "나이가 나이인 만큼 어쩔 수 없다"라고 말한다. 밤중에 느껴지는 극심한 손발 저림과 갑자기 찾아오는 괴로운 두통, '못 고친다'는 생각으로 포기하고 사는 추간판탈출증, 나이 들수록 굽어지는 어깨…… 이 모든 증상을 '베개'로 개선할 수 있다.

그럼, 베개는 왜 존재하는 걸까? 베개는 잠을 자는 동안 자세를 바르게 유지해 주는 역할을 한다. 낮에 혹사당했던 주요 신경을 쉬게 해줌으로써 회복하도록 돕는 도구이다. 숙면을 취하면 몸과 마음이 다음 날 아침까지 건강하게 회복된다. 즉, 베개는 한마디로 '자는 동안에 건강해지기 위해' 존재한다.

이렇게 베개가 중요한 역할을 한다면, 우리가 알고 싶어 하는 것은 이것일 것이다.

"그렇다면 어떤 베개를 사용하는 것이 좋을까?"

이 점을 이 책에서 분명히 알 수 있을 것이다.

사람들의 건강의식이 높아질수록 건강에 관한 정보는 백화난만百花爛漫의 양상을 띤다. 많은 정보를 접하는 것은 좋은 일이지만, 한편으로는 옥석을 가리기가 쉽지 않다. 과거에는 아무런 정보도 없이 자가진단으로 증상을 악화시키는 것이 문제였다. 하지만 현재는 오히려 근거 없는 정보를 믿음으로써 잘못된 대처로 문제가 발생하는 경우가 많다. 이럴 때 가장 도움이 되는 것은 역시 내 몸이 들려주는 소리이다. '이렇게 했을 때 내 몸이 이렇게 되더라.'

나는 이 책에 일본에서 최초로 '베개외래진료'를 실시하면서 실제로 진료했던 증상의 사례를 예로 들어 먼저 베개와 건강의 깊은 관계에 대해 담았고, 베개로 '제대로 건강해지는 방법'에 대해 소개했다. 몸이 좋지 않은 원인은 사람마다 다르지만, 베개를 바꾼 것만으로 앞에 열거했던 고통스러운 증상이 훨씬 좋아진 사례는 매우 많다.

모쪼록 이 책에서 소개하는 방법으로 몸에 나타나는 '긍정적인 변화'를 실감하기를 바란다. 자신의 몸의 소리에 귀를 기울이고 베개의 힘을 믿고 실천해 나간다면 지금보다 훨씬 건강한 삶으로 살아갈 것이라 확신한다.

16호 정형외과 원장
야마다 슈오리 연구소 대표이사
의학박사 야마다 슈오리

기적을 일으키는 베개의 힘

—

차

례

—

CHAPTER 1

이 증상은 '베개불면'일까?

CHAPTER 2

이것이 베개 건강법이다

CHAPTER 3

'스트레스 수면'이 만병의 근원

CHAPTER 4

내 몸을 건강하게 해주는 베개 만드는 방법

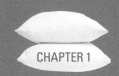

CHAPTER 1

이 증상은
'베개불면'일까?

베개 하나로
고민을
해결할 수 있다

잠을 자려고 누웠는데도 좀처럼 잠을 이룰 수가 없다.

깊이 잠들지 못하고 한밤중에 눈이 자주 떠진다.

충분히 잤는데도 다음 날 일어나기가 어렵다.

아침에 일어나면 몸이 무겁고 머리가 멍하다.

……

수면은 몸과 머리가 휴식을 취하는 데 반드시 필요하다. 수
면시간에 몸과 머리가 제대로 쉬지 못하면 이 같은 증상이 나

타난다. 이런 증상을 누구나 경험한 적이 있을 것이다.

그럼, 당신은 이런 불쾌증상에 어떻게 대처하고 있는가? 마사지샵에 자주 다니는 사람도 있을 것이고, 몸에 좋다는 건강식품을 여러 가지 구매해 복용하는 사람도 있을 것이다. 심지어 수면유도제를 복용하는 사람도 있을 것이다. 지금은 수면유도제를 쉽게 살 수 있어서 수면유도제 복용인구가 증가하고 있는 추세이다.

각자 자신에게 '효과적'이라고 생각하는 방법으로 불쾌증상을 없애려고 하는데, 그 모두가 대증요법對症療法(어떤 질환의 환자를 치료하는 데 있어서 진단을 하지 못하거나 원인을 찾기 어려울 때 겉으로 드러난 증상에 대해서만 치료하는 치료법—옮긴이)적인 치료 방법에 지나지 않는다. 따라서 불쾌증상을 해결하는 근본 치료가 아니다.

이런 상황에서 "수면과 관련된 많은 불쾌증상의 원인은 '베개'에 있을 수 있다"라고 말하면 놀랄지도 모르겠다. 흔히들 '베개가 바뀌면 잠을 잘 못 잔다'라고 말하는데, 이는 '익숙한 베개가 제일이다', '취향에 맞는 베개를 쓰는 게 좋다'라고 생각하기 때문이다. 그러나 그렇게 단순하게 결론 내릴 수 있는

게 아니다. 이불과 매트리스 이상으로 수면의 질을 좌우하는 것이 베개이기 때문이다.

더 중요한 것은 '잘 때의 자세(수면자세)'이다. 두 발로 직립 보행하는 인간은 낮 동안에 머리를 세우고 있는데, 이런 기본 자세는 머리의 전체 중량이 목으로 쏠리기 때문에 목에 큰 부담이 된다. 그러므로 밤에는 몸을 눕혀서 목이 머리의 중량을 받지 않도록 해줘야 한다. 몸이 편안한 상태에서 깊은 수면을 취해야 머리도 쉴 수 있는 것이다. 이렇게만 된다면 아무런 문제도 발생하지 않는다. 하지만 대부분의 사람들은 수면 장애를 안고 있으며, 나른하고 몸이 무거운 증상을 해결하지 못한 채 살아간다. 한마디로, 수면자세가 좋지 못해 만성적으로 수면의 질이 저하되었기 때문이다.

'부적절한 베개'를 사용하면 '부적절한 자세'로 잠들게 되고, 결과적으로 수면 장애가 발생하는 것이다. 나는 이를 '베개불면'이라고 부른다. 숙면을 취하지 못한다는 자각이 있느냐 없느냐에 상관없이, 취침 시와 기상 시에 무언가 불쾌증상이 있다면 베개불면일 가능성이 크다.

고작 베개일 뿐이라고 생각하지 마라. 몸과 머리가 휴식을

취할 수 있는 편안한 잠을 자기는커녕, 베개 하나로 인해 밤새
도록 몸과 머리로 스트레스를 받는 일이 얼마나 많은지 모른
다. 베개는 잘 때 머리를 올려놓는 것에 불과한 침구가 아니
다. 베개를 바꾸는 즉시 스르륵 잠들고, 푹 자고, 산뜻하게 눈
을 떠 일상을 맞이하는 경우도 많다.

잠들지
못하는 원인은
무엇인가?

'몸이 나른하다', '머리가 무겁다.' 그 이유는 베개가 맞지 않아서 숙면을 취하지 못했기 때문이다. 아직 자각하지 못하고 있는 사람까지 고려한다면 베개불면에 걸린 사람의 수는 훨씬 많다. 하지만 당연히 사람에 따라서 불면증의 원인이 다르다는 사실도 간과해서는 안 된다.

여기에서는 '왜 나는 잠을 잘 자지 못하는가?'에 대해서 생각해보자. '나도 베개불면인 것 같다'는 생각이 들었더라도 숙면을 취하지 못하는 원인이 또 있지는 않은지 다시 한 번 되

돌아볼 필요가 있다.

불면증의 원인으로 지적되는 것은 '스트레스'이다. '누우면 빨리 잠들 수가 없다', '아침에 일어나기가 힘들다'는 증상이 처음으로 나타나기 시작했을 무렵에 심하게 스트레스를 받을만한 사건이 있지는 않았는가?

현대인의 생활은 스트레스 그 자체이다. 그 가운데서도 특히 일과 회사에서의 인간관계, 연애와 가정생활, 환경의 변화로 심하게 스트레스를 받는 경우에는, 스트레스가 불안신경증(심한 불안을 주증상으로 하는 신경증의 한 유형-옮긴이)과 우울증으로 발전하기도 한다. 만일 자신이 스트레스를 받는 원인이 무엇인지 알고 있다면 그 일을 해결해야 불면증을 해결하는 길이 될 것이다.

불면증의 원인으로 두 번째는 '생활습관'이다. 알코올과 니코틴, 카페인과 같은 기호식품을 과잉 섭취하면 깊은 잠을 잘 수 없다. 그중에서도 사람들이 오해하고 있는 것은 술이다. 자기 자신을 위해 마신다고 하는 사람이 있을 정도로 알코올을 수면제로 생각하는 사람이 많다. 확실히 술을 마시면 졸리지만, 과음하면 깊은 잠을 자지 못하므로 한밤중이나 새벽에 눈이 떠

질 수 있다.

불면증의 원인으로 세 번째는 '통증이나 가려움 증상'이다. 요통과 두통, 어깨 결림, 손발 저림, 아토피성 피부염, 피부의 건조와 가려움, 다리 위를 벌레가 기어가는 듯한 불쾌한 느낌도 불면의 원인이 된다.

이처럼 숙면을 취하지 못하는 원인에는 여러 가지가 있다. 여러 가지 이유가 복합적으로 겹쳐서 불면을 초래하는 경우도 있으므로 한 가지 방법으로 모든 사람의 불면증을 해결할 수는 없다.

'불면증 때문에 몸이 나른하고 머리가 무거운 것 같다'라고 생각한다면, 먼저 자신의 일상생활에서 불면증의 원인이 될 만한 것이 있지는 않은지 살펴봐야 한다. 만일 의심되는 것이 있다면 그것을 천천히 해결해나가면서, 동시에 자신에게 알맞은 베개로 흐트러진 수면자세를 바로잡아야 한다.

왜냐하면 만일 다른 원인이 해소되더라도 베개가 자신에게 맞지 않으면 베개불면이 계속되기 때문이다. 즉, 불면증의 원인이 무엇이든 베개를 재검토하는 것은 반드시 필요하다. 베개불면 자체가 정신적인 스트레스의 원인인 경우도 있고 마지막으로 예를 들었던 신체적인 원인, 특히 요통과 두통, 어깨 결림, 손발 저림, 아토피성 피부염과 가려움 증상은 베개로 수면자세를 교정하면 치료되는 경우도 많기 때문이다.

불면증의 원인

① 스트레스 : 인간관계, 연예와 가정생활, 환경의 변화 등.

② 생활습관 : 알코올, 니코틴, 카페인과 같은 기호식품의 과잉 섭취. 특히 '술'을 마시면 졸리지만, 과음하면 깊은 잠을 자지 못하므로 한밤중과 새벽에 눈이 떠질 수 있다.

③ 신체 증상 : 통증 및 가려움과 같은 몸의 불쾌감

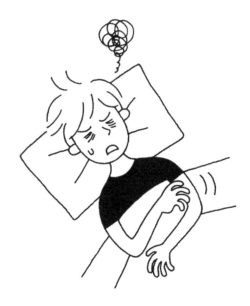

수면의 질을
크게 좌우하는
'5밀리미터'

'베개가 중요하다고 하는데, 베개의 어느 부분을 어떻게 하라는 거지?' 라는 생각이 들 것이다. 세상에는 실로 다양한 종류의 베개가 있다. 최근에는 베개 전문점까지 유행하고 있지만, 종류가 너무 많아도 혼란스러운 것이 사람 마음이다. 그래서 새로운 베개를 사서 시험해보고, 맞지 않으면 다른 베개를 사서 시험해보는 것을 반복하는 '베개 난민'도 늘고 있다. 내가 진료했던 환자 중에는 50개 이상의 베개를 써봤다는 사람도 있었다.

그럼, 베개를 선택할 때 가장 중요한 것은 무엇일까? 단단함일까? 소재일까? 높이일까? 모두 중요하지만 정형외과 의사로서 가장 먼저 지적하고 싶은 것은 '높이'이다. 앞에서 말한 것처럼 직립보행하는 인간의 목은 항상 머리 무게를 지탱해야 한다. 목뼈 주변에는 항중력근이라는 근육이 있다. '중력과 싸우는 근육'이란 실로 직설적인 명칭 그대로 이 근육은 목뼈와 협력하며 머리를 지탱한다.

　그리고 머리 무게에서 유일하게 해방되는 때는 누웠을 때이다. 그러므로 하루의 피로를 풀기 위해서는 잘 때 목에 부담을 주어서는 안 된다. 목에 부담을 주느냐, 주지 않느냐는 모두 베개의 '높이'에 달렸다. 베개가 조금만 높거나 조금만 낮아도 27쪽의 엑스레이 사진처럼 목은 안 좋은 각도로 꺾여서 부담을 느끼게 된다.

　목의 각도는 척추에도 영향을 준다. 높이가 맞지 않은 베개를 사용하는 것은, 온몸으로 불량한 자세를 취하고 몇 시간씩 있는 것과 같다. 그래서야 머리를 지탱했던 피로가 풀릴 리가 없다. 피로가 풀리기는커녕 오히려 어깨 결림과 요통이 유발되거나 악화되기만 한다. 또한 목의 부자연스러운 각도는 손발의 신경에도 악영향을 끼친다.

　우리 병원에서는 환자가 현관매트로 베개를 만들어서 사용할 수 있도록 지도할 때 5밀리미터 단위로 베개 높이를 조절한다. 한 손에 작은 자를 들고 베개 높이를 조절하는 모습이 과하게 보일 수도 있지만, 바로 그 5밀리미터가 수면의 질을 크게 좌우한다. 이는 환자가 들려준 수많은 사례로도 증명되었다. 또한 5밀리미터의 차이는 자로만 알 수 있는 것이 아니다. 무엇보다 환자가 5밀리미터의 차이를 체감하고 "푹 자게 됐다", "단시간에 깊이 잠들게 되었다", "밤에 깨는 일이 없어졌다"라고 말했다.

　이처럼 인체가 섬세하기 때문에 베개 또한 미묘하게 조절할 필요가 있는 것이다. 하지만 관점을 바꾸면, 수면의 질을 좌우하는 여러 가지 요인 중에서 베개만큼 쉽게 바꿀 수 있는 것도 없고, 또 그만큼 효과가 쉽게 나타나는 것도 없다는 것을 알게 될 것이다.

수면의 질을 좌우하는 베개 높이

적절한 베개 목신경의 출구가 열린다. 신경이 압박되지 않는다.

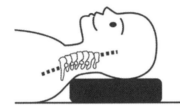 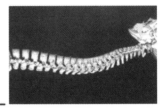

높은 베개 목신경의 출구가 압박된다.

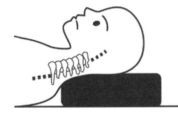 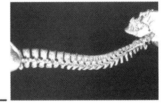

낮은 베개 목신경의 출구가 압박된다.

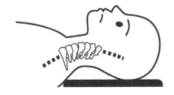 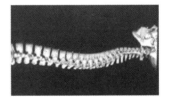

수면자세를
자연스럽게 바꾸는가,
힘들게 바꾸는가?

베개의 높이가 중요한 데는 한 가지 이유가 더 있다. 바로 '베개 높이가 자신에게 맞으면 자다가 수면자세를 바꾸기가 쉽다'는 것이다. 아무리 얌전히 누워 자는 사람일지라도 수면 중에 자세를 바꾸지 않는 사람은 없다. 사실 몸을 건강하게 유지하기 위해서는 반드시 '자세를 바꿔가면서 자야 한다.' 사람이 하룻밤에 자세를 바꾸는 횟수는 약 20~30회 정도이다.

그럼, 수면자세는 어떻게 바꾸는 것이 좋을까?

우리 몸에는 혈액, 림프액, 관절액과 같은 다양한 체액이 흐른다. 체액은 수면 중에도 정체되는 일 없이 흘러야 한다. 체액이 정체되면 즉시 몸의 내부 기능도 정체되기 때문이다. 심장과 뇌가 쉬지 않고 활동하듯이 체액은 수면 중에도 끊임 없이 몸 안에서 순환해야 한다. 누우면 목뼈와 항중력근, 척추 와 허리뼈는 머리 무게에서 해방되고 이완된다. 하지만 동시 에 이쪽저쪽으로 수면자세를 바꿔줌으로써 체액이 정체되지 않고 계속해서 몸속을 순환할 수 있도록 해야 한다.

온종일 누워서 지내는 노인들을 간호할 때 중요한 것 중 하 나가 욕창에 걸리지 않게 해야 한다는 것을 들어봤을 것이다. 몸이 불편해서 수면 중에 자세를 바꾸지 못하는 상태가 지속 되면 아래쪽의 등, 엉덩이, 허벅지가 계속 압박을 받는다. 그 러면 해당 부위의 혈액순환이 제대로 이루어지지 못해 피부 와 근육의 세포가 괴사하게 되는데, 이를 일반적으로 욕창이 라고 한다. 욕창이 생긴 부위에서 감염증이 발생할 수도 있기 때문에 욕창 예방은 목숨과 직결되는 문제라 할 수 있다. 이 이야기를 통해 누운 자세는 뼈와 근육을 이완시켜 주지만, 계 속 누워만 있어도 안 된다는 사실을 이해했을 것이다.

또한 똑같은 자세로 계속 누워 있으면 아래쪽에 놓인 부위들에 열기가 쌓인다. 수면자세를 바꾸는 것은 신체 일부의 체온이 상승하는 것을 억제하고 전신의 체온을 조절하기 위해서도 중요하다.

**좋은 수면
자세의 조건**
┌ 첫째, 뼈와 관절, 근육이 이완되는 자세
└ 둘째, 자유자재로 수면자세를 바꿀 수 있는 자세

우리가 수면자세라고 하면 정면으로 누운 자세만을 생각하기 쉬운데 옆으로 누웠을 때의 자세도 중요하다. 그리고 베개는 정면으로 누웠을 때든지, 옆으로 누웠을 때든지 높이를 조절할 수 있는 베개여야 한다. 우리 병원에서 5밀리미터 단위로 베개를 조절하는 것은 목에서 가슴, 허리, 골반으로 이어지는 뼈의 나열이 좋아져서 근육이 이완되는 수면자세를 만듦과 동시에 수면자세를 쉽게 바꿀 수 있도록 하기 위함이다.

나는 병원에서 진료할 때 먼저 환자에게 평소대로 누우라고 한다. 그리고 "누운 자세를 바꿔보세요"라고 반드시 지시한다. 그러면 일단 허리와 어깨를 일으켰다가 획 하고 좌우로 자세를 바꾸는 사람이 많다. 베개의 높이가 부적절하면 목 아래쪽의 자세가 부자연스러울 수밖에 없어서 부드럽게 움직이지 못한다. 따라서 자세를 바꿀 때마다 잠에서 깨게 된다.

'누운 자세를 바꾸는 게 다 그렇지 않나?' 라고 생각할 수도 있다. 하지만 본래 수면 중에 자세를 바꾸는 행위는 '확'이 아니라 부드럽게 오른쪽으로 데구루루, 왼쪽으로 데구루루 하고 별다른 힘을 들이지 않고 구르듯이 이루어져야 한다. 이렇게 수면자세가 바뀌어야 우리는 제대로 된 깊은 숙면을 취할 수 있다.

물론 자연스럽게 수면자세를 바꾸기 위해서는 요와 매트리스의 모양과 푹신한 정도도 중요하지만, 우선은 베개로 자연스러운 수면자세를 취하는 것부터 시작해야 한다. 실제로 베개의 높이를 조절하여 자연스럽게 수면자세를 바꿀 수 있게 됨으로써, 불면증과 수면 전후의 불쾌증상이 말끔하게 해소된 사례는 일일이 다 소개할 수 없을 정도로 많다.

베개가 도넛처럼
움푹 꺼져 있다면
몸에는 독이다

지금 사용하는 베개는 잠을 잘 때 당신의 목이 자연스러운 각도를 이루도록 도와주는가? 밤새 자연스럽게 수면자세를 바꾸고 있는가?

수면 중에 일어나는 일이기 때문에 직접 관찰하는 것은 불가능하다. 또한 자칫 좋은 기분을 느끼게 해주는 베개가 목에 부담을 줄 리가 없다고 생각하기 쉽다. 이에 현재 사용 중인 베개를 계속 사용해도 좋을지를 판단할 수 있는 간단한 방법을 설명하겠다.

먼저, 잠을 자고 아침에 일어났을 때 베개가 도넛 모양으로 움푹 꺼져 있는지를 확인한다. 꺼져 있다면 머리가 베개에 푹 들어가서 목이 부자연스럽게 뒤로 젖혀져 있었다는 것을 말해준다. 사실은 지나치게 부드러운 베개가 목에 훨씬 많은 부담을 준다.

다음으로는 아침에 일어났을 때 베개가 비뚤어져 있지는 않은지, 베개를 안 베고 있지는 않은지를 확인한다. 이는 도넛 모양일 때보다 베개가 훨씬 부적합하다는 표시이다. 분명히 베개를 제대로 베고 잤는데 아침에 베개가 비뚤어져 있다는 것은 수면 중에 '격투기'를 했다는 증거이다. 편안하지 않은 베개를 베고, 수면 중에 반드시 필요한 수면자세 바꾸기를 열심히 했다는 표시이다. 베개를 베지도 않았다면 베개가 불편해서 내던져버렸음을 알 수 있다.

또한 무의식적으로 베개의 낮은 부분을 베고 잤다면 베개가 높을 가능성이 크다. 반대로 베개가 너무 낮으면 베개의 높은 부분을 베고 자거나, 베개를 어깨 밑에까지 넣고 자거나, 수면자세를 바꿀 때 손으로 바닥을 짚어가면서 자세를 바꾸거나, 베개 밑에 손을 넣고 자는 현상이 나타난다.

지금 사용 중인 베개를 계속 써도 될까?

아침에 일어났을 때……

☐ 베개가 도넛처럼 움푹 들어가 있었다.

☐ 베개가 비뚤어져 있었다.

☐ 베개를 베지 않고 있었다.

☐ 베개의 낮은 부분을 베고 있었다.

☐ 베개의 높은 부분을 베고 있었다.

☐ 베개가 어깨 밑에까지 들어가 있었다.

☐ 베개 밑에 손을 넣고 자고 있었다.

☐ 수면자세를 바꿀 때 손으로 바닥을 짚는다.

이 모든 것이 자신에게 베개가 맞지 않는다는 증거이다!

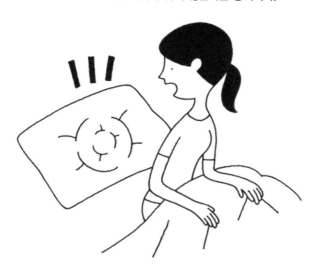

모두 무의식적으로 하는 행동이지만, 조금만 주의를 기울인다면 다른 증거도 더 많이 발견할 수 있을 것이다.

베개로
이런 증상까지
개선할 수 있다

이처럼 베개는 여러 가지 증상의 원인으로 작용한다. 반대로 말하면 베개를 자신에게 맞게 조절하는 것만으로도 해소될 수 있는 증상이 많다는 것이다. 즉, 목뼈와 목을 지나는 신경과 관계되는 증상은 대부분 베개를 적절하게 조절함으로써 해소될 수 있다는 것이다. 베개는 목에 영향을 주는 요소다. 어떤 베개를 사용하느냐에 따라 목에는 직간접적으로 발생하는 증상은 다양하다. 이에 대해 뒤에서 설명하겠지만, 여기에서 잠깐 자신에게 맞지 않은 베개로 인해 나타나는 증상과 알맞은 베개로 개선될 수 있는 증상은 무엇인지 알아보자.

어깨 결림, 목의 통증, 요통, 사십견, 오십견

베개가 목을 안정적으로 받쳐주면 수면자세가 교정되어 어깨 결림, 목의 통증, 요통은 바로 개선되는 경우가 많다. 흔히 사십견이나 오십견이라고 부르는 증상은 대부분 어깨 관절의 변화에서 비롯되기보다는, 목과 척추에 문제가 있을 때 발생한다. 이 증상도 베개가 맞지 않아 발생하는 경우가 많다.

어느 날 갑자기 팔을 위로 올리기가 힘들어서 정형외과를 방문한다. 의사에게 대단치 않다는 듯 "아, 사십견이네요"라는 말을 듣고 "나이를 먹어서 그런 거면 어쩔 수가 없겠네요"라며 포기한 사람이 상당히 많을 것이다. 그러나 포기할 필요 없다. "베개를 바꾸고 팔이 잘 올라가요"라고 말한 환자를 나는 많이 봤다.

그 밖에 추간판탈출증(추간판이 돌출되어 요통 및 신경 증상을 유발하는 질환으로, 흔히 '디스크'라고 부른다. - 옮긴이) 및 외상성 경부증후군(자동차 사고로 인한 목을 비롯한 주변 부분의 타박상, 염좌(삠), 골절, 두부외상 등으로, 경부염좌 등을 이른다. 산업재해 및 스포츠 상해로 발생하는 경우도 많다. - 옮긴이), 뼈의 변형에 따른 통증도 예외가 아니다. 중증인 경우에는 베개만으로 치료되는 걸 기대하긴 어렵지만, 적어도 통증이 줄어서 일상생활을 더욱 편하게 보내는 것은 가능해진다.

손발의 저림과 통증

손발이 저리고 아픈 것도 베개가 원인일 수도 있다. 물건을 힘주어 세게 잡을 수가 없고, 잘 잡고 있다고 생각했는데도 떨어트리는 증상을 건초염腱鞘炎(건초에 일으키는 염증으로는 류머티즘, 통풍, 화농성, 결핵성 등 각종 급성 및 만성 염증이 있는데, 가장 흔히 일어나는 것은 만성의 기계적 자극에 의한 비특이성 염증이다. 어느 건에도 일어날 수 있는데 특히 손의 건에 많다. - 옮긴이)이라고 자가진단을 하기 쉬운데, 실은 건초(힘줄)가 손상됐을 때만 이런 증상이 나타나는 것은 아니다. 손이 아프다고 호소하는 사람 가운데 정말로 건초염인 사람은 극히 소수이다.

　건초와 근육이 아픈 것인지 신경통인지는 저린 증상과 통증이 언제, 어떻게 발생하는지로 어느 정도 알 수 있다. 근육을 움직일 때, 혹은 특정 동작이나 자세를 취할 때만 통증이 느껴지는가? 아니면 아무것도 안 하는데도 지속해서 그 부위가 욱신거리거나 뻐근하게 아픈가? 후자라면 저린 증상과 통증이 느껴지는 부위에 문제가 있는 것이 아니라, 훨씬 상위에 위치한 목신경에 통증의 근본 원인이 있는 것이다. 따라서 베개를 올바르게 사용함으로써 개선되고 해결될 수 있다.

두통

정형외과계통의 증상 이외에 가장 많이 나타나는 것은 두통이다. 정형외과베개(162쪽)를 주문 제작한 약 7,000명의 환자를 대상으로 앙케트 조사를 한 결과, 반 이상의 환자가 "두통이 있다"고 대답했다. 베개불면과 두통의 긴밀한 관계를 보여

주는 결과라고 하겠다.

다만 주의할 점은 두통은 지주막하 출혈(뇌의 지주막 아래 공간에 뇌출혈이 일어나는 질환－옮긴이)이나 뇌종양과 같이 생사와 관계되는 긴급한 질환의 전조 증상으로도 나타난다는 점이다. 통증이 평소와 다르거나 참기 힘들 정도로 느껴진다면 지체 없이 뇌외과로 가서 검진을 받아야 한다.

또한 편두통은 머리 한쪽이 쑥쑥 쑤시고 때로는 구토를 동반한다. 만성 두통으로 고민하는 사람 대부분은 편두통이라고 생각하는데, 실제로 편두통이 발생하는 빈도는 2할 정도로 정말로 편두통인 경우는 적다. 물론 두통을 가벼이 여기는 것은 금물이지만, 지주막하 출혈·뇌종양·편두통이 발생할 가능성이 지극히 적은 것도 사실이다.

그에 반해 근육 경직에 따른 근긴장성두통(스트레스나 긴장에 의한 만성적 근육수축 때문에 흔히 전두부 또는 후두부에 조이는 듯한 통증을 일으키는 두통－옮긴이)은 흔히 발생한다. 만성 두통의 대부분은 근긴장성두통이라고 해도 과언이 아니다. 견갑골 주변과 목 뒤쪽 근육의 긴장이 계속되면 혈액순환이 나빠져서 꽉 조이는 듯한 통증과 무겁고 뻐근한 아픔이 후두부에 발생한다. 더 심해지면 두통이 머리 전체로 퍼져서 관자놀이와 미간, 눈 속에서까지 통증이 느껴지고 구토를 하기도 한다. 또한 후두부 신경은 두부의 표면을 둘러싸고 있는 삼차신경三叉神經 및 얼굴신경과 이어져 있으므로 얼굴과 두피가 저릴 수도 있다.

회사를 쉬거나 병원에 입원할 정도는 아니지만, 계속 아프고 저리다는 점이 만성 두통의 괴로움이다. 어찌할 수 없을 정도로 증상이 악화됐다면 본격적인 치료를 받아야겠지만, 먼저는 일과를 마친 후 근육의 긴장을 제대로 풀어주는 것이 중요하다. 애초에 그날그날의 근육 긴장을 그날그날 수면으로 풀어주지 않았기 때문에 두통이 만성화된 것이다. 또한 자신에게 맞지 않은 베개를 사용한 것이 원인일 가능성이 크다.

현기증

현기증에도 여러 가지가 있지만, 빈혈도 아닌데 부유감浮遊感을 동반하는 현기증이 빈번하게 발생한다면 목신경이 원인일 가능성이 크다. 이건 회전하는 느낌이 드는 현기증과는 다르다. 붕 하고 공중에 뜨는 듯한 현기증이다. 환자 중에는 뇌외과와 이비인후과에서 '이상 없음' 진단을 받은 후 우리 병원을 내원해 베개를 바꾸고 나서 바로 두통이 나은 환자도 많다.

수면무호흡증후군

수면무호흡증후군은 코골이를 동반하는 증상으로 그대로 내 버려두면 위험하다. 수면무호흡이란 말 그대로 수면 중에 반복적으로 호흡이 정지하는 증상이다. 10초 이상 호흡을 하지 않으면 뇌가 위험신호를 발신하여 다시 숨을 쉬게 된다. 이때 호흡을 멈추고 있었던 만큼 거칠게 숨을 들이쉬기 때문에 컥 컥하는 소리가 나게 된다.

흔히 수면무호흡증후군은 비만 남성에게 많이 나타난다고 생각한다. 확실히 그런 경향이 있기도 하다(뒤에서 다시 설명하 겠지만, 비만이 원인의 전부가 아니다). 비만으로 목 주변의 지방 이 두꺼워지면 수면 중에 근육이 이완됐을 때 지방의 압박으로 기도가 차단되는 경우가 있다. 따라서 초기 비만이라면 생활습관을 고치고 체중을 감량함으로써 개선할 수 있지만, 그렇다고 효과가 바로 나타나는 것은 아니다. 또한 수면무호흡이 계속 지속되면 낮에 갑자기 극심한 졸음이 밀려와서 사고가 날 위험성도 있다.

반면, 베개를 조절하는 것은 지금 당장 할 수 있다. 원래 수면무호흡증후군 환자는 옆으로 누워서 자면 무호흡이 잘 일어나지 않는다. 그래서 환자에게 옆으로 누워서 잘 때는 물론 바로 누워서 잘 때도 불편하지 않도록 베개 높이를 조절했더니 힘들이지 않고 수면자세를 바꾸게 되었다. 그런 후 바로 누워서 자도 무호흡 증상이 잘 나타나지 않았다.

수면무호흡증후군은 손발 저림 및 어깨 결림 증상과 함께 나타나는 경우가 많은데, 베개를 조절하고 이 증상이 모두 사라졌다고 말하는 사람이 많다. 이처럼 베개를 조절해 수면 중에 몸이 받던 스트레스를 제거하면 치료를 포기했던 만성적인 증상들이 해결될 가능성이 있다. 완전한 해결이 어려운 경우일지라도 만성적인 증상이 전보다는 훨씬 편안해지는 것을 느끼게 될 것이다.

베개가 증상의 원인일 수도 있다!

아침에 일어났을 때, 밤에, 그리고 새벽에 다음의 증상이 있는가?
당신은 어느 영역에 해당하는가?

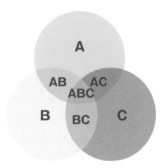

A 목 증상

☐ 어깨 결림 ☐ 두통 ☐ 목의 결림 ☐ 목의 통증 ☐ 손의 저림 ☐ 손의 마비
☐ 어깨가 아파서 자다가 깬다 ☐ 아침부터 얼굴이 저리다 ☐ 귀가 아프다
☐ 턱이 불편하다 ☐ 현기증이 난다

B 불면 증상

☐ 불면감 ☐ 숙면감이 없음 ☐ 밤에 자다가 깬다 ☐ 아침 일찍 눈이 떠진다
☐ 자다가 화장실을 자주 간다 ☐ 아침부터 몸이 무겁다 ☐ 의욕이 없다
☐ 코골이 ☐ 가족이 무호흡을 한다고 알려줬다 ☐ 엎드려서 잔다
☐ 반쯤 엎드려서 잔다 ☐ 팔을 베고 잔다 ☐ 자다가 자세를 바꾸기가 불편하다
☐ 잠버릇이 나쁘다

C 베개 증상

☐ 밤에 베개를 의도적으로 치운다
☐ 베개를 변형시킨다(내용물을 한쪽으로 모으거나, 평평하게 만든다)
☐ 아침에 일어났을 때 베개가 삐뚤어져 있거나, 베개를 안 베고 있다

코골이가
바로 없어진다

대부분의 사람이 수면무호흡증후군은 '비만 남성'에게 많이 발생한다고 알고 있는데, 반대로 '마른 체형의 여성'에게도 수면무호흡은 적잖이 나타난다. 수면 중에 무호흡이 발생하는 것은 누웠을 때 어떤 이유에서든 기도가 좁아져서 호흡이 방해를 받기 때문이다.

비만 남성에게 수면무호흡이 나타나는 것은 목 주변에 있는 지방이 기도를 압박하기 때문이라고 앞에서 설명했다. 이와 반대되는 마른 체형의 여성이라도 어떤 이유에서든 기도가 막혀 수면무호흡이 발생한다. 또한 태어날때부터 턱이 작고 혀가 큰 체형적인 특성을 갖은 사람은 기도가 좁아져서 수면무호흡이 나타나는 경우도 있다.

우리 병원에도 '코골이를 고치고 싶다' 며 내원하는 여성 환자가 많다. 환자 중에는 매일 밤 남편이 "코 고는 소리가 너무 시끄러워!" 깨워서 잠을 못 자는 것도 힘든데, 슬프고 창피해서 더 힘들다는 환자도 있다. 정말이지 안타까운 일이다. 그런데 이런 코골이 환자도 베개 높이를 조절한 것만으로 그날 밤부터 증상이 좋아지기도 한다.

물론 태생적으로 가지고 태어난 목구멍이 좁고, 혀가 크고, 턱이 작은 신체적 특성은 치료할 수 없다. 하지만 베개 높이를 적절하게 조절하여 목이 쭉 펴질 수 있도록 수면자세를 교정하면 신체 구조로 인해 쉽게 폐쇄되는 기도를 넓히는 것은 가능하다. 이것만으로도 증상은 상당히 가벼워진다.

넓게 '코골이' 라고 하면 기본적으로는 이비인후과의 영역이다. 실제로 호흡에 지장을 주는 비점막의 비후肥厚(피부 및 점막이 부어올라 두껍게 되는 것−옮긴이)와 비용鼻茸(축농증, 콧구멍 속에 생기는 종기−옮긴이)를 제거하는 처치가 수면무호흡증후군의 초보적인 치료법이다.

나도 지금은 정형외과 의사로서 "수면무호흡(코골이)도 베개로 증상을 완화할 수 있다"고 말하지만, 솔직히 처음에는 베개로 이비인후과의 영역까지 감당할 수 있으리라고는 생각지 못했다.

하지만 막상 베개외래진료를 시작한 후 "베개를 바꾸고 나서 코를 골지 않는다"는 환자의 목소리가 잇따랐다. 베개로 코막힘을 치료할 수는 없지만, 목이 일자가 되도록 베개를 교정하는 것이 기도를 확보하는 데 대단히 유효하다는 것을 알았다.

물론 수면무호흡증후군도 중증이 되면 CPAP(콧속에 장착하는 공기 마스크)라는 특수 기구나 수술이 필요해지기도 한다. 이 경우에는 베개를 조절하는 것만으로는 증상이 개선되지 않는다. 하지만 베개조절은 지금 당장 시도해볼 수 있는 방법이다. 게다가 증상이 어떻든 베개조절이 마이너스로 작용하는 경우는 없을뿐더러, 맞지 않으면 다시 조절하면 된다.

또한 CPAP와 동시에 시도할 수도 있다. 전문적인 치료 및 수술을 받아야 할 정도로 상황이 심각해지기 전에 베개를 조절해보자. 베개를 조절해서 증상이 개선되면 더 이상 힘들어하거나 괴로워하지 않아도 된다.

잠만 자도
굽었던 등이
펴진다

수면자세가 나쁘다는 걸 알아도 고치는 것은 쉬운 일이 아니다. 자세를 계속 의식하는 것은 어려운 일이기 때문이다. 매일매일 이상적인 자세를 완벽하게 유지하는 것은 거의 불가능하다. 낮에는 목뼈를 포함한 척추 전체가 머리 무게를 감당해야 하고, 수면시간에는 무게를 감당했던 목과 척추를 풀어주기보다는 맞지 않은 베개로 더 부담을 주고 있다.

하지만 의학적으로 '척추후만증kyphosis', 흔히 말하는 '굽은 등', '고양이 등'인 사람도 베개를 바로 조절하면 자연스럽게 등이 펴진다. 낮에는 척추 전체에 중력이 실려서 등이 둥글게 굽지만, 누우면 당연히 평평하게 펴진다. 자신에게 맞는 베개를 사용했을 때 척추는 쭉 뻗은 상태로 편안하게 휴식을 취하게 된다.

또한 베개 높이를 조절하면 자연스럽게 수면자세를 바꾸게 되어 둥글게 굽었던 등이 부드러워지는데, 이것이 굽은 등을 교정하는 시초가 된다. 적절한 베개로 자연스러운 수면자세를 취하면 낮에는 자세가 나빠서 척추가 굽더라도 잘 때만큼은 제대로 쭉 펴지게 된다. 하루에 7~8시간을 잔다면, 하루 24시간 중에 3분의 1~4분의 1 동안은 척추를 펴는 셈이 된다. 이것이 굽은 등을 개선하는 첫걸음이다.

나이를 먹으면 누구나 뼈가 안 좋아진다. 남녀 모두의 평균 수명이 늘어난 현대에는 골다공증에 어떻게 대처하느냐가 건강한 노년 세대를 보내기 위한 중요한 과제이다. 일반적으로 골다공증은 폐경 후의 여성에게 많이 발생하기 때문에 여성 호르몬의 감소와 관련 있는 것으로 보고 있다. 그래서 과거에는 골다공증을 치료하기 위해 주로 호르몬제를 처방했지만, 지금은 골다공증용의 약이 있다.

많은 사람은 골다공증을 뼈가 쉽게 부러지는 병이라고 생각한다. 그래서 '뼈를 튼튼하게 해야 한다'며 골다공증 전문약과 칼슘 보충제를 복용하는 사람이 많다. 확실히 골다공증에 걸리면 뼈가 쉽게 부러진다. 특히 손목, 척추, 대퇴골 골절은 골다공증으로 발생하는 '3대 골절'이라고 부를 정도이다.

하지만 뼈가 부러지는 골절만이 골다공증으로 발생하는 골절의 전부가 아니다. 얼굴이 땅에 닿을 정도로 심하게 등이 굽은 할머니를 한 번쯤은 본 적이 있을 것이다. 사실 이것도 골다공증으로 발생하는 '골절'의 일종이다. 나이를 먹으면서 척추의 앞쪽 뼈가 조금씩 주저앉아 결과적으로 등이 굽은 것이다. 이를 압박골절이라고 한다.

겉으로 봐서는 알 수 없지만, 이는 누구에게나 일어나는 노화현상이다. 몇십 년 동안 머리의 중량을 지탱한 척추가 세월의 흐름에 발맞추어 변화를 겪는 것이다. 뒤에서 상세하게 설명하겠지만, 척추는 전신을 관장하는 척추 신경을 보호하는 중요한 뼈이다. 척추를 구성하는 뼈가 조금씩 깎여나가는 것은 피할 수 없는 노화현상이지만, 그 변화에 적절하게 대처해야 한다. 사실 척추에 이미 골다공증이 발생했더라도 적절한 베개로 올바른 수면자세를 취하면 부담이 줄어들어서 상당히 편해진다.

또 등이 아파서 수면자세를 바꾸지 않고 옆으로만 누워서 자는 사람이 있다. 이런 사람도 베개 높이를 자신에게 맞게 조절하면 편안하게 수면자세를 바꿀 수 있다. 그러면 체액이 정체되는 일 없이 흐르게 되고 혈액순환도 좋아져서 몸이 전체적으로 건강해진다.

그렇지 않아도 나이를 먹으면 몸 여기저기가 쑤시고 아픈데, 잘 때까지 불필요한 부담을 느낄 필요가 뭐 있겠는가. 일어날 수밖에 없는 노화현상에 대해 제대로 이해하고 잘 대처하면 몸은 훨씬 편안해진다. 노화를 외면하지 않는 것이 결과적으로 노화로 인한 각종 질환을 최소한으로 억제하고 활기차게 하루하루를 보낼 수 있는 길이다.

'어린이는 잠버릇이 나쁜 게 당연하다'는 말은 거짓말이다

최근에는 어린이 환자가 부쩍 늘었다. 물론 수적으로는 어른 환자와 비교되지 않지만, 확실히 지속해서 증가하고 있다. 어린이가 호소하는 증상은 대개 어깨 결림, 두통, 요통 등으로 어른과 똑같다.

내원한 어린이 환자 부모에게 "자녀가 잠버릇이 나쁘지요?"라고 물으면 대부분의 부모는 "어떻게 아셨어요?"라며 놀란다. 물론 당연한 얘기를 한다는 듯 "애들이 다 그렇죠"라고 말하는 부모도 적지 않다.

'어린이는 잠버릇이 나쁘다.' '잠버릇이 나쁜 건 건강하다는 증거이다.' '애니까 어쩔 수 없다.' 만일 이렇게 생각하는 부모가 있다면 그 생각을 바꿔야 한다.

앞에서 아침에 일어났을 때 베개를 안 베고 있거나 삐뚤어지게 베고 있으면 주의해야 한다고 했다. 이는 몸에 맞지 않은 베개와 불편한 수면자세에서 도망치려고 '고군분투' 한 증거이기 때문이다. 어린이의 잠버릇이 나쁜 것도 마찬가지이다. 잠버릇이 나쁜 것은 절대 '건강해서'가 아니다. 베개나 이불, 혹은 둘 다 불편해 편안한 수면자세를 취할 수 없어서 자면서 아이의 몸이 계속 분투하는 것이다.

자연스럽게 수면자세가 바뀌면 침대에서 떨어지거나 이불 밖에서 잘 일이 없다. 오히려 잠버릇이 나쁘다는 것은 자연스럽게 수면자세를 바꾸지 못하고, 힘을 쓰면서 억지로 자세를 바꾼다는 것을 의미한다. 즉, 불필요한 활동을 하는 것이다. 따라서 베개불면에 걸린 어른처럼 아이들도 자도 피로가 풀리지 않기 때문에 어깨 결림을 비롯한 각종 증상에 시달리게 된다.

그렇다면 어린이는 어떤 베개를 사용하는 것이 좋을까?

어린이 환자 중에는 도넛 모양으로 된 어린이용 베개를 사용한다는 환자가 많다. 이 베개가 몸에 좋다는 과학적인 증거는 없다. 오히려 자연스럽게 수면자세를 바꿀 수 없으므로 머리가 고정되는 도넛베개는 사용하지 않는 것이 좋다.

또한 유치원 시절에 샀던 자그마한 유아용 베개를 계속 사용하는 것도 나쁜 잠버릇을 유발하는 원인이다. 실제로 어른과 어린이의 머리 크기는 크게 다르지 않다. 삼등신으로 태어난 갓난아기의 몸이 자라서 어른 체형이 될 뿐이다. 그러므로 자그마한 유아용 베개를 썼더라도, 최소한 초등학교 고학년 때부터는 어른용 베개와 비슷한 크기로 바꾸는 것이 좋다. 몸에 맞지 않은 작은 베개나 낮은 베개를 사용하면, 베개의 가로폭이 좁아서 수면자세를 좌우로 바꿀 때 머리가 바닥으로 떨어진다. 그래서 '잠버릇이 나쁜 아이'가 되는 것이다.

우리 병원에서는 어른에게 하는 베개지도를 어린이 환자에게도 똑같이 한다. 다만 어른보다 훨씬 세밀하게 조절해야 하는 어려움이 있다. 몸에 맞는 베개로 교정하면 잠버릇은 반드시 좋아진다. 잠버릇이 나빴던 아이도 베개를 제대로 베고 아침을 맞이하게 된다. 불필요한 난투극을 벌일 필요가 없어져서 숙면을 취하게 되는 것이다. 그래서 많은 부모가 "이젠 아이가 목이 아프다던 말을 안 해요", "등교도 하기 전부터 머리가 아프다고 했던 건 목 때문이었군요"라고 말한다.

괴롭던
불쾌 증상도
굿바이

어깨 및 목의 결림을 비롯하여 손발 저림 증상, 두통, 수면무
호흡이 베개 하나로 간단하게 개선될 수 있다고 이야기했는
데, 여기에 한 가지 추가하고 싶은 것은 '마음의 불쾌 증상'이
다. 현대는 스트레스를 받는 생활이 일상이기 때문에 우울증
에 걸리는 사람이 많다. 그런데 우울증과 베개불면, 마음의 문
제와 몸의 문제는 그야말로 표리일체의 관계이다. 적절한 베
개를 베면 잘 자게 된다. 잘 자면 마음도 긍정적으로 바뀌고
우울증 증상도 호전되는 것을 나는 실제로 많이 봤다.

정형외과에서 마음의 문제를 다루는 것이 가능할까 하고 의문을 갖는 사람도 있을 것이다. 하지만 우리 병원에서 베개 외래진료로 시행하는 베개조절법과 생활(운동)습관지도가 환자의 마음마저 회복시킨 경우는 많다.

결코 과장이 아니다. 매일 환자를 만나면서 알게 된 사실이다. 물론 "베개를 바꾸면 반드시 우울증이 낫는다"고 말할 수는 없다. 그러나 불면증과 어깨 결림과 같은 베개외래적이며 정형외과적인 증상과 우울증 증상은 같이 나타나기 때문에 몸에 맞는 베개로 몸을 먼저 치료했더니 우울증 증상이 호전된 사례는 많다.

갱년기 장애도 마찬가지이다. 갱년기 장애란, 폐경 후에 여성 호르몬(에스트로겐) 분비가 저하되어 나타나는 정신적 육체적 장애를 말하는데, 어깨 결림과 현기증을 동반하는 경우가 많다. 이런 신체적 증상으로 우리 병원을 내원하는 환자 중에는 "갱년기 증상이죠?"라며 어두운 표정을 짓는 환자가 적지 않다. 원래 갱년기 장애는 산부인과의 영역이다. 갱년기 장애라는 진단을 받으면 호르몬 치료법을 비롯한 산부인과적인 치료를 받게 된다.

하지만 사실은 갱년기 장애가 아닌데 정신적 육체적인 불쾌 증상만으로 '갱년기 장애인가 보다' 하고 자가진단하는 일도 많다. 산부인과 의사에게 물어도 실제로 여성 호르몬의 분비가 현저하게 저하되어 '확실한 갱년기 장애'라고 진단되는 경우는 그리 많지 않다고 한다.

남녀 모두 50대가 되면 뼈가 변형되기 시작한다. 여자는 폐경의 시기와 겹치기 때문에 나이가 들어서 나타난 신체적 변화=호르몬 저하에 따른 갱년기 장애라고 생각하는 것이다. 나이에 따른 몸(뼈)의 변화인지, 아니면 정말로 여성 호르몬의 분비 저하로 나타난 갱년기 장애인지를 환자 자신이 의식적으로 분명하게 구분해야 한다. 전자는 단순하게 베개를 바꾸는 것으로 개선될 수 있다. 후자는 먼저 산부인과에서 전문적인 치료를 받아야 한다. 그리고 베개를 조절하여 조금이라도 몸이 편해지도록 해야 한다.

베개를 바꾸면 갱년기 장애가 낫는다고는 역시 말할 수 없다. 하지만 베개를 조절한 후에 숙면을 취하게 되었고, 숙면으로 인해 갱년기 장애라고 생각했던 몸과 마음의 불편 증상까지도 몰라보게 좋아졌다는 환자가 많다. 다행히 사람은 잘 때 아무 생각도 하지 않는다. 즉, '갱년기 장애 때문에 힘들고 우울해'란 생각에서 벗어나 '치료'에 전념할 수 있는 시간대이다.

지금까지 베개 하나로 호전되거나 해결될 가능성이 있는 여러 가지 증상에 대해 살펴보았다. 자신에게 알맞은 베개를 사용했을 때의 위력을 얕보지 않길 바란다. 그렇다고 베개만 바꾸면 모든 심신의 불편이 완벽하게 해소되어 천국에 온 듯한 삶을 누리게 될 거라고 말하는 것은 아니다. 하지만 자신에게 맞지 않은 베개가 다양한 정신적이며 육체적인 문제를 일으키는 것은 분명한 사실이다. 베개로 모든 걸 해결할 수는 없지만 편해질 수는 있다. 사람은 누구나 '잠'은 잔다. 그러므로 베개를 조절하는 것부터 시작해보자.

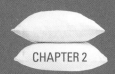

CHAPTER 2

이것이
베개 건강법이다

건강의 비결은 목에 있다

베개가 불면증과 신체적 불편 증상의 원인일 수 있다. 왜냐하면 자신에게 맞지 않은 베개를 사용하면 목이 부자연스러운 각도로 꺾여서 목을 지나는 신경이 압박되기 때문이다. 이렇게 되면 목 주변의 근육이 긴장하고, 신경에 영양을 공급하는 혈관이 압박을 받게 된다. 직접 신경을 압박하지는 않지만, 적절하지 않은 베개로 목신경이 손상되어 지는 것이다.

목은 뇌와 동체를 잇는 연결부로 전신을 관장하는 주요 신경이 집중된 곳이다. 팔다리의 뼈가 부러져도 죽지 않지만, 목뼈가 부러지면 죽는 것이 그 증거이다. 이 연약한 부분이 생명을 유지하고 건강을 지키는 중요한 열쇠를 쥐고 있다. 우리에게 익숙한 어깨 결림, 요통, 두통, 손발 저림, 사십견과 오십견 등의 증상도 목 상태로 인해 발생하는 일이 아주 많다.

그럼, 우리 몸에서 중요하게 자리하고 있는 목을 살펴보자. 목뼈란 총 24개로 이루어진 척추뼈(추골) 가운데 머리와 동체를 잇는 7개의 뼈를 지칭한다. 목뼈와 허리뼈는 척추의 일부로, 위에서부터 7개가 경추頸椎(목뼈), 그다음의 12개가 흉추胸椎, 또 그다음의 5개가 요추腰椎이다. 이를 모두 합해서 척추라고 부른다.

추골 속에는 척수신경이라는 신경다발이 지난다. 척수신경은 전신 활동의 핵심이 되는 신경이다. 중요한 이 신경을 보호하는 것이 추골이다. 다발을 이루는 척수신경이 갈려져 나와서 경신경頸神経이 된다. 목뼈와 목뼈 사이의 틈새를 지나 머리와 목, 어깨와 팔로 이어진다. 제1경추로 갈라져 나온 경신경을 제1경신경, 제1경신경과 제2경신경의 사이로 갈라져 나온 경신경을 제2경신경이라고 부른다. 이런 식으로 명명된 제1

부터 제8까지의 경신경이 좌우로 가늘고 길게 뻗어 나와서 전신의 동작과 감각을 관장한다. 따라서 엄지손가락을 관장하는 제6경신경이 손상되면 엄지손가락에 통증과 마비가 발생하고, 두부를 관장하는 제2경신경이 손상되면 두통이 나타나는 것이다.

국민병이라고 할 수 있는 어깨 결림도 사실은 어깨 그 자체에 문제가 아닌 경우가 많다. 견갑골 주변을 관장하는 제3경신경과 제4경신경에 문제가 있을 때 나타나는 증상으로 어깨 결림은 엄밀하게 말해서 '목 결림'이다. 흔히 사십견, 오십견으로 진단되는 증상은 사실 어깨 관절에 문제가 있어서가 아니라 목신경의 장애로 발생하는 경우가 많기 때문이다.

즉, 증상이 나타나는 부위가 다르더라도 근본을 찾아 들어가면 목이 원인인 경우가 아주 많다. 나아가 '머리가 무겁다', '짜증 난다', '금방 피로하다'고 호소하는 부정수소不定愁訴(통증이나 불편 증상이 있으나 검사를 해도 원인이 될 만한 병이 발견되지 않는 상태-옮긴이)와 우울증처럼 목과 무관해 보이는 증상도 근본 원인이 목에 있는 경우가 적지 않다.

이렇게 그림으로 구조를 살펴보면 목의 중요성을 보다 확

경추 및 경신경과 몸의 관계

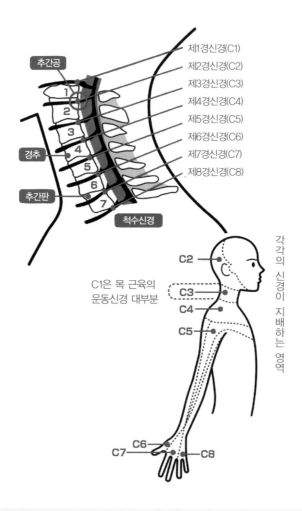

제1경신경(C1)
제2경신경(C2)
제3경신경(C3)
제4경신경(C4)
제5경신경(C5)
제6경신경(C6)
제7경신경(C7)
제8경신경(C8)

추간공

경추

추간판

척수신경

C1은 목 근육의
운동신경 대부분

각각의 신경이 지배하는 영역

실하게 이해할 수 있다. 목을 손상시키는 것은 몸 전체의 움직임과 감각을 손상시키는 것이다. 반대로 목을 건강하게 유지하면 몸 전체가 건강해진다.

수면시간에
신경선을 지켜라

좀 더 구체적으로 적합하지 않은 베개를 사용할 때 어떤 신경 장애가 발생하며 몸에 어떤 증상이 나타나는지를 알아보자.

제1경추와 제2경추 사이를 빠져나와서 후두부로 이어지는 제2경신경 후지(신경의 말단)를 '대후두신경大後頭神經'이라고 부르는데, 이 신경은 얼굴 앞면의 삼차신경三叉神經과 이어져 있다. 이 신경이 압박되면 후두부 두통, 눈 안쪽이 무겁게 느껴지는 통증, 눈 앞쪽이 따끔따끔한 통증과 같은 삼차신경통이 나타난다.

다음으로 '제2경신경 전지(신경이 시작되는 끝 부분)'와 '제2 경추와 제3경추 사이를 지나는 제3경신경 전지'를 '소후두신 경小後頭神經'이라고 부른다. 이 신경은 귀 뒤쪽에서부터 턱까 지, 그리고 목 주변에 퍼져 있기 때문에 압박되면 수면 중에 턱과 귀에 통증이 느껴지고 목이 저리게 된다.

제3경신경은 제4경신경과 함께 목과 목 주변, 앞쪽 흉부 를 관장한다. 잠을 잘 때 목과 가슴에 압박감과 통증이 느껴 지는 것은 수면자세가 부자연스러워서 이 신경이 압박되기 때문이다.

다음으로 제5경신경은 어깨 뒤쪽에서부터 팔까지, 제6경 신경은 팔꿈치부터 엄지손가락까지 퍼져 있다. 이 두 신경이 압박되면 잘 때 어깨와 팔꿈치가 아프고, 아침에 일어났을 때 팔꿈치를 구부렸다 펴기가 어려우며, 엄지손가락 주변이 저 린 증상이 나타나게 된다.

제7경신경과 제8경신경은 더욱 세밀하게 나누어져서 손가 락 끝까지 이어진다. 일어났을 때 엄지손가락이 저리거나 손 이 부었다면 잘 때 이 신경이 압박받았을 가능성이 크다.

신경

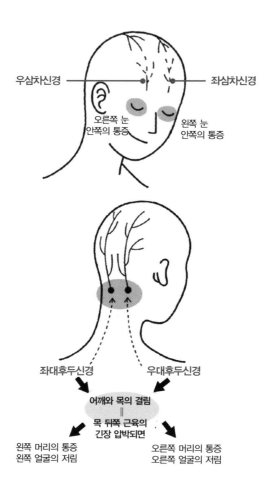

우삼차신경

좌삼차신경

오른쪽 눈
안쪽의 통증

왼쪽 눈
안쪽의 통증

좌대후두신경

우대후두신경

어깨와 목의 결림
‖
목 뒤쪽 근육의
긴장 압박되면

왼쪽 머리의 통증
왼쪽 얼굴의 저림

오른쪽 머리의 통증
오른쪽 얼굴의 저림

이처럼 몸에 맞지 않은 베개를 사용하면 목의 각도가 자연스럽지 못해 전신의 신경에 영향을 끼치게 된다. 그러면 수면시간이 휴식시간이 아닌 심신에 해를 끼치는 시간이 돼버린다. 당신은 어쩌면 당신의 몸을 고문하는 베개와 밤마다 싸우고 있는지도 모른다.

고통을 피하려는 것은 자연의 섭리이다. 엎드려 자는 것은 그나마 나은 편이다. 무의식중에 베개를 치우거나 베개의 모양을 변형시키기도 하고 높이를 조절하기 위해 베개 밑에 손을 넣기도 한다. 모두 베개가 적합하지 않기 때문이다. 베개하나가 우리의 숙면을 방해할 수 있다.

좋은 자세로 자면
얼굴도 예뻐진다

우리의 중요한 목을 건강하게 유지하기 위해 가장 중요한 것
은 자세이다. 당연한 이야기겠지만, 좋은 자세란 등을 쭉 펴
고 목 위에 가지런히 머리를 올려놓은 자세이다. 나는 이 자세
를 '동체가 가지런하여 머리 위에 올려놓은 사과가 떨어지지
않는 자세'라고 표현한다. 가슴을 활짝 펴고 배를 집어넣고 턱
을 당긴 자세가 '동체가 가지런한 자세'이다.

척추란 말하자면 닭꼬치 같은 것이다. 제각각의 구성품을
하나로 연결하는 것이 척추의 역할이다. 동체가 쭉 펴지는 자

세를 하면 척추가 제대로 역할을 수행하게 되어 목 위에 가지런하게 머리가 올라간 자세, 즉 '사과를 올려놓아도 떨어지지 않는 자세'가 된다.

이런 말을 하면 환자는 대개 "그 자세가 좋은 자세라는 건 알지만, 너무 힘들어요"라고 말한다. 그래도 평소에 의식적으로 신경을 쓰면서 실천하면 자세는 점점 좋아진다. 실제로 나는 둥글게 굽었던 할머니의 등이 불과 몇 달 만에 펴지는 것을 많이 봤다. 자세가 반듯해져서 몰라볼 정도였다. 내가 가르쳐 준 것을 의식하며 열심히 실천한 결과이다.

척추가 펴지면 외모와 인상도 확 바뀐다. 주변 사람에게 "젊어졌다", "몰라보겠다"라는 말을 듣기도 한다. 그런 말을 들으면 기분이 좋아져서 더 열심히 등을 펴는 선순환이 일어난다. 뼈의 변형으로 등이 굽은 것이 아니라, 자세가 나빠서 등이 굽은 경우라면 조금만 노력해도 바로 좋아지는 것을 느낄 수 있을 것이다.

의식적으로 신경 쓰지 않고 온종일 바른 자세를 유지할 수 있는 사람은 거의 없다. 무의식중에 등은 굽고 머리는 앞으로 나온다. 아마도 대부분의 사람이 이런 자세를 할 것이다. 그러나 사람들은 이 자세가 목에 얼마나 부담을 주는지 모르고 있다. 사실 머리가 겨우 7센티미터 앞으로 나온 것만으로도 목은 20킬로그램에 달하는 부담을 받게 된다. 머리의 실제 무게는 약 4~6킬로그램이지만, 머리가 앞으로 나오면 목이 받는 부담은 순식간에 3~4배로 증가하게 되는 것이다.

힘든 자세로 오래 버티는 것은 어려운 일이다. 그런데 왜 목에 부담되는 자세를 무의식적으로 취하는 걸까? 그것은 머리를 앞으로 내민 자세가 '편하다'고 착각하기 때문이다. 이런 자세를 취했다는 걸 자각하고 한 번 등을 쭉 펴면서 머리를 들어 올려보라. '아아, 편하다!'는 것을 실감할 것이다.

목에 부담을 주는 자세는 현대인의 라이프스타일에서 비롯된다. 운동부족으로 복근과 등근육이 충분히 발달하지 못해 몸을 쭉 편 상태를 유지하지 못하기 때문이다. 그래서 편한 자세를 취하려고 힘을 빼면 배와 등의 근육이 이완되면서 등이 둥글게 굽기 때문에 결과적으로 머리가 앞으로 나오는 것이다.

또한 컴퓨터와 스마트폰에 몰입한 나머지 자신도 모르는 사이에 구부정한 자세를 취해서 머리가 앞으로 나오기도 한다. 그 밖에도 몸을 굽혀 세수를 하는 것, 스타킹과 양말을 신는 것, 물건을 줍는 것, 한쪽 어깨나 손으로만 가방을 메거나 드는 것, 키보다 높은 손잡이를 억지로 잡는 것 등도 좋지 않다. 열거하자면 끝이 없을 정도로 일상생활은 목에 부담되는 행위로 가득하다.

수면자세가
훨씬 중요하다

낮 동안 자세를 바르게 하고 있으면 목은 건강해진다. 하지만 아무리 낮 동안에 등을 펴고 바른 자세로 생활하면서 목에 부담되지 않도록 신경을 쓰더라도 목에 부담되는 수면자세로 잠을 자면 아무런 소용이 없다.

나는 추간판탈출증을 비롯한 중증의 신경증상으로 힘들어하는 환자에게 "수면을 치료시간이라고 생각해주세요"라고 말한다. 이건 결코 과장이 아니다. '중증이면 수면자세를 교정하는 것만으로는 부족하지 않나?'라고 생각할 수도 있다.

하지만 우리 병원의 환자 중에는 수면자세를 교정하고 서서히 추간판탈출증과 외상성경부증후군(자동차의 충돌 및 추돌 때 강한 충격으로 인해 목이 앞뒤로 강하게 흔들려 생기는 장애. 두통이나 마비 등 후유증이 나는 경우가 많다.─옮긴이), 노화에 따른 추골의 변화로 인한 통증이 호전된 환자가 많다.

사람에 따라 수면시간은 다르다. 몇 시간을 자든 수면시간이 '치료시간'이 되는가, '악화 시간'이 되는가, 혹은 척추가 치유되는 시간이 되는가, 척추가 부담만 더 받는 시간이 되는가는 전적으로 수면자세에 달렸다. 수면시간은 하루 끝에 겨우 얻을 수 있는 시간이다. 뼈는 물론, 신경까지 쉼으로써 내일의 활력을 얻는 황금 같은 시간을 보내야 하지 않겠는가.

그럼, 어떤 수면자세가 이상적일까?

제1장에서는 목이 쭉 펴지는 수면자세가 이상적이라고 했다. 여기에서는 등뼈 전체(척추)에 대해서 알아보자.

인간의 척추는 부드러운 S자형을 이룬다. 직립보행을 시작하면서 중력으로 인한 충격을 완화하기 위해 인간의 척추는 자연스럽게 곡선형이 됐다. 작은 여러 개의 뼈로 구성된 척추를 S자 모양으로 지탱해주는 것은 척추 주변에 있는 인대와 근육이다. 이들이 척추의 전후좌우에서 적당한 긴장감을 유지하면서 받쳐주기 때문에 척추는 상하의 충돌을 완화하는 절묘한 S자 곡선을 유지할 수 있는 것이다.

다만 이것은 서 있을 때의 이야기로 누웠을 때는 척추의 모양이 달라진다. 누우면 서 있을 때 척추를 받쳐주던 근육과 인대의 긴장이 풀어져서 척추는 직선에 더 가깝게 된다. 이것이 '정적수면자세', 즉 바르게 눕거나 옆으로 누워서 가만히 있을 때의 수면자세이다.

듣고 보면 당연한 이야기지만, 섰을 때와 누웠을 때의 척추 모양이 다르다는 것을 평상시에는 의식할 일이 별로 없다. 또한 잘 때는 체액을 순환시키기 위해 자세도 바꿔가면서 자야 한다. 정적수면자세와 달리 이렇게 수면자세를 바꾸는 것을 '동적수면자세'라고 한다. 즉, 이상적인 수면자세는 정적이면서 동적인, 바로 누웠을 때나 옆으로 누웠을 때나 전신이 이완되어 힘들이지 않고 수면자세를 바꿀 수 있는 자세이다.

섰을 때와 누웠을 때의 경추 변화

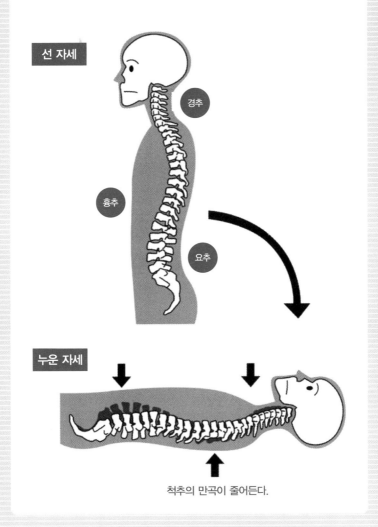

선 자세

경추

흉추

요추

누운 자세

척추의 만곡이 줄어든다.

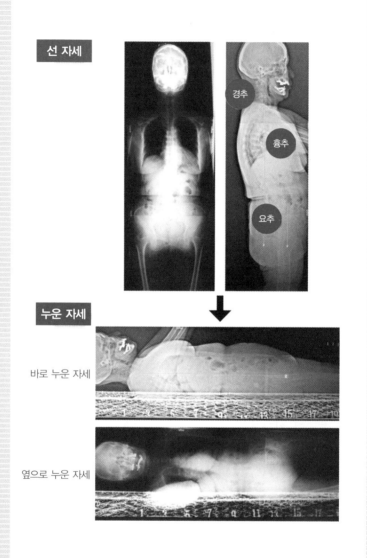

선 자세

경추

흉추

요추

누운 자세

바로 누운 자세

옆으로 누운 자세

정형외과 의사가 생각하는 건강에 기여하는 베개란?

앞에서 말한 것과 같이 수면시간은 척추가 근육과 인대에 서 포터를 받지 못하는 시간대이다. 정적수면자세 일 때는 척골 사이의 연결이 약해져서 척추와 골반의 얼라인먼트(나열)가 베 개를 비롯한 침구의 상태에 영향을 많이 받는다. 이때 척추를 지탱하던 근육과 인대가 이완된다. 그러므로 베개로 수면자 세를 올바르게 조절해야 한다. 다시 한 번 말하지만, 베개는 그저 머리를 올려놓기 위한 것이 아니다. 무리가 가지 않도록 목뼈를 포함한 척추 전체를 편안하게 해주고, 자세를 바꿔가면서 깊은 수면을 취할 수 있도록 도와주는 것이 베개이다.

환자 중에는 도저히 자신의 몸에 맞는 베개를 찾을 수가 없어서 베개를 베지 않는다는 환자도 있다. 아무리 베개를 바꿔보아도 수면의 질이 좋아지질 않는다는 것이다. 그 사실을 깨달은 것은 좋은 일이지만, 그렇다고 베개를 베지 않고 자는 것은 좋지 않다. 올바른 수면자세를 취하기 위해서는 역시 베개가 필요하다. 베개는 머리와 목을 올려놓는 침구이다. 하지만 그것이 다가 아니다.

베개를 베었을 때의 목의 각도는 척추 전체의 모양에도 영향을 미친다. 베개가 높아서 머리가 앞으로 굽거나 베개가 낮아서 목이 뒤로 젖혀지면 척추가 자연스럽지 못한 형태로 이완된다. 이는 수면자세를 얼마나 자연스럽게 바꿀 수 있는지와도 관계된다. 즉, 몸에 맞지 않은 베개를 사용하면 정적수면자세와 동적수면자세 모두가 심각하게 흐트러진다.

수면 중에는 척추의 근육과 인대가 이완되기 때문에 베개하나로 목과 전신의 각도가 달라진다. 실제로 목을 안정적으로 받쳐주는 베개로 바꾸었더니 허리까지의 수면자세가 안정되어서 여러 방법을 써도 좋아지지 않던 요통과 어깨 결림,

손발 저림 증상이 개선된 예는 아주 많다. 그중에는 우울증인 줄 알았는데 베개를 바꿨더니 어깨 결림과 함께 마음의 불안까지 흔적 없이 사라진 사례들도 있다.

물론 몸과 마음이 아픈 이유는 사람마다 다르다. 만약 아픈 원인을 안다면 먼저 그것을 치료하는 것이 맞다. 하지만 모든 증상에 공통으로 말할 수 있는 것이 있다. 몸을 안정시켜주고 편안하게 수면자세를 바꿀 수 있도록 올바른 수면자세를 잡아주는 베개가 '건강에 기여하는 베개' 라는 것이다. 이것이 수많은 환자를 진료해온 정형외과 의사인 나의 확고한 생각이다.

몸에 맞는 베개와 가격은 비례하지 않는다

새 베개를 구매해 테스트해보는 '베개 난민' 상태에 빠진 사람이라면 한 번은 수십만 원에 달하는 고가의 베개를 산 적이 있을 것이다. 대부분의 사람이 베개불면의 존재를 모르는 현실이 안타깝다. 하지만 반대로 건강의식이 높은 사람들이 베개를 지나치게 중시한 나머지 끊임없이 베개를 구매하는 현실도 안타깝다. 베개와 건강의 연관관계를 깨닫고도 잘못된 방향으로 가기 때문이다. 베개가 맞지 않는다는 생각이 들 때마다 수십만 원에 이르는 고가의 베개를 구매한다면 더욱 그렇다.

현대병이라고 불러도 과언이 아닌 불면증으로 인해 '수면산업'은 호황이다. 베개 전문점에 가면 베개 전문가가 뭔가 복잡한 측정 기구를 이용하여 산출한 수치에 근거해서 여러 가지 소재와 형태의 베개를 추천해준다. 일부가 툭 튀어나와 있는 베개, 움푹 들어간 베개, 중앙에 스티치stitch를 넣어 울퉁불퉁하게 만든 베개, 앞쪽은 사각이고 뒤쪽은 원형인 기묘한 형태의 베개 등등. 선택한 베개 속에 원하는 소재를 넣어주는 가게도 있다. 이렇게 되면 시도할 수 있는 형태와 소재의 조합은 무한히 늘어난다.

언제부터 베개가 이렇게 복잡한 물건이 되었을까? '정말로 몸에 맞는 베개', '정말로 건강에 기여하는 베개'를 생각할 때 결론은 지극히 단순하다는 것이다. 높지도 않고 낮지도 않으며, 옆으로 누웠을 때 바닥과 몸이 나란하게 되도록 머리에서 목을 지나 가슴의 중앙부를 이르는 길을 일자로 만들어주는 베개이다. 이런 자세를 취하는 데는 복잡한 모양의 베개가 필요하지 않다.

오히려 베개의 형태가 복잡할수록 몸에 부담을 심하게 줄

위험이 있다. 실제로 많은 사람이 '목에 꼭 맞는다'고 입을 모으던 베개가 몸의 움직임을 제약하여 자연스럽게 수면자세를 바꾸는 것을 방해한다는 것을 알고 등골이 오싹했던 적이 있다. 물론 이런 '수면산업'의 안타까운 실태가 있는 한편, 최근 몇 년간은 조금씩 변화가 일어나고 있다. 아직 그 변화는 작지만, 우리 병원과 연구소에서 시행하는 것처럼 각 개인에게 맞도록 베개 높이를 미묘하게 조절해주는 전문점도 생겨나고 있다. 올바른 베개에 대해 진지하게 생각하는 분위기가 산업 전체로 퍼져나간다면 좋겠다.

아무튼 무엇보다 중요한 것은 베개를 사용하는 사람들의 의식이다. 단호하게 말하겠다. '가격이 비싸니까 좋은 베개일 거야', '이 베개는 틀림없이 편할 거야'란 고정관념과 기대를 버려라. 그리고 베개가 맞지 않는다고 끊임없이 새 베개를 사지 말고 왜 맞지 않는지, 어떻게 하면 맞을지를 생각하면서 정말로 자신의 몸에 맞도록 '베개를 조절'하자. 진정한 건강으로 이어지는 쾌면과 숙면은 이러한 의식혁명에서부터 시작된다.

개인적인 취향은 버려라

나는 매일 많은 환자를 진료한다. 그중에는 익숙한 베개, 사용감이 좋은 베개로 인해 문제가 발생한 일이 매우 많다. 일반적으로 '익숙한 베개', '사용감이 좋은 베개'라고 표현했는데, 정확하게는 '내 취향에 맞는 베개'라고 할 수 있다. 이 경우가 문제는 가장 까다롭다.

확실하게 불편해야 베개가 제반 증상의 원인일지도 모른다고 의심할 수 있기 때문이다. 의심이 들어야 베개를 조절하거나 베개외래진료를 받게 되고 개선의 가능성도 생기게 된다.

또한 우리 병원에서 지도하는 현관매트베개의 제작방법을 가르쳐주거나, 우리 연구소에서 몸에 딱 맞는 베개를 제작해줄 수 있다. 만일 여러 가지 증상과 베개의 연관관계를 깨닫지 못한다면 나로서도 손을 쓸 방법이 없다. 집집을 찾아다니면서 베개를 체크할 수는 없기 때문이다. 그러므로 먼저는 환자 본인이 스스로 '깨닫고', '의심'하는 것에서부터 개선은 시작된다는 것을 알아야 한다.

이때 가장 방해되는 것이 앞에서 지적한 '개인의 취향'이다. 우리 병원을 찾는 환자 중에는 수면의 질을 떨어트리는 원인이 베개라는 것을 알면서도 계속해서 자신의 '취향'을 고집하는 환자가 많다. "전 푹신푹신한 베개가 좋아요", "높은 베개가 익숙하니까 조금 더 높게 조절해주세요"라는 환자도 많고, 수면자세에서는 "전 엎드리지 않으면 잠이 안 와요"라는 환자도 있다.

이런 베개에 대한 '취향'은 모두가 단순히 자기 생각일 뿐 몸의 의견은 전혀 다르다. 푹신한 베개를 베면 베개 속으로 머리가 쑥 들어간다. 그러면 목이 뒤로 젖혀지기 때문에 숙면을 취할 수가 없다. 반대로 높은 베개를 베면 목이 꺾이기 때문에 기도가 압박되어 숨이 막힌다.

"엎드려서 자는 게 좋다"는 사람도 편해서 엎드려서 자는 것이 아니라 베개가 몸에 맞지 않아 수면자세가 자연스럽지 못하기 때문이다. 그러나 자신에게 맞는 베개를 쓰면 엎드려서 자는 횟수가 점점 줄어든다. 엎드려서 자면 숨을 쉬기 위해 필연적으로 얼굴을 왼쪽이나 오른쪽으로 돌리게 된다. 이때 목의 상태를 상상해보라. 좌우로 비틀어진 채로 몇 시간이나 있는 것이다. 물론 아무리 엎드려서 자는 것을 좋다고 해도 수면 중에 자세를 바꾸지 않는 사람은 없으므로 비뚤어진 상태로 몇 시간을 보낸다는 건 과장이다.

어쨌든 앞 장에서 언급했던 '베개의 가격'과 '개인의 취향'은 정말로 몸에 맞는 베개를 찾기 위해 가장 먼저 버려야 한다. 그러기 위해서는 먼저 일어났을 때의 베개 모양과 위치, 누웠을 때 무의식적으로 취하는 행동을 반드시 체크해보길 바란다. 예상치도 못했던 당신의 수면 실태를 직면하게 될 것이다.

당신의 고집이
숙면을 방해한다

우리 연구소에서 정형외과베개(162쪽)를 주문 제작한 17,000명 이상의 환자를 대상으로 지금까지 사용했던 베개에 관한 앙케트 조사를 했다. 가장 많이 사용하는 베개 소재는 저반발 우레탄폼이었다. 그다음으로 플라스틱 칩, 깃털, 면, 메밀껍질 등이 차지했다.

첫 번째로 저반발 우레탄폼은 폴리우레탄을 발포시킨 것이다. 본래 NASA(미국 항공 우주국)에서 로켓을 발사할 때 쇼크업소버shock absorber(완충재)로 사용하던 것인데 침구로 전용하게 됐다. 십수 년 전에 판매되기 시작한 이래로 이 저반발 베개는 급속하게 퍼져나가서 지금은 베개의 인기 소재 1위이다. 최근에는 마트에서도 저렴한 가격으로 판매하기 때문에 사용해본 적이 있는 사람이 많을 것이다.

저반발 베개는 이름 그대로 위에 올려놓은 물건에 무리를 주지 않으면서 천천히 빨아들이듯이 찌그러지는 베개이다. 밀도 높은 스펀지 같은 촉감으로 머리와 목의 모양에 피트 된다. 이 피트감과 부드러운 질감이 '기분 좋게 잘 잤다'고 느끼게 해준다. 지금까지 없었던 새로운 감촉이 히트의 원인이라고 생각된다.

하지만 이 소재는 머리와 목의 중량을 책임지기에는 그야말로 적합하지 않다. 머리와 목의 형태에 피트 된다는 대목을 읽었을 때 떠오른 것이 있었을 것이다. 바로 '베개가 도넛 모양으로 움푹 들어간다면 주의해야 한다'는 말이다. 머리와 목에 피트 되는 저반발 우레탄폼 베개는 바꿔서 말하면 머리와 목이 베개 속으로 푹 들어가도록 하는 베개라고 할 수 있다. 이 '특징'이 실제로는 목을 굴절시켜서 수면자세를 자연스럽게 바꾸지 못하게 한다. 또한 베개 내부가 전부 이 소재로 만들어졌을 경우에는 사용할수록 베개가 주저앉는다는 문제점이 있다. 통기성이 나쁘고, 특히 다습한 여름에는 쉽게 뭉그러지기까지 한다.

두 번째로 인기 있는 플라스틱 칩은 합성수지를 구형球形이나 원통형으로 변형한 것이다. 이 소재를 사용한 베개는 우둘투둘하고 단단해서 단단함을 좋아하는 사람이 선호한다. 통기성이 좋고 곰팡이와 진드기의 걱정이 없어서 선택하는 사람도 많다. 그러나 수면자세를 자연스럽게 바꾸기 위해서는 머리와 목의 가능성이 가장 중요하다. 우둘투둘한 지면에서는 공이 데굴데굴 굴러가지 않는다. 이와 마찬가지로 내용물이 한쪽으로 치우쳐서 표면이 울퉁불퉁하면 머리와 목도 자유롭게 움직일 수가 없다. 즉, 플라스틱 칩 베개는 자연스럽게 수면자세를 바꾸는 것을 방해한다.

세 번째로 깃털베개는 푹신푹신하고 고급스러운 사용감 때문에 사랑을 받는다. 머리를 부드럽게 감싸주는 질감은 확실히 외국영화 속 주인공이 된 듯한 달콤한 기분을 갖게 한다. 다만 그 달콤한 느낌은 머리를 잠시 올려놨을 때 한정된다. 몇 시간이 지나도록 푹신푹신하면 머리의 위치가 안정되지 않아서 목을 일자로 유지해줄 수가 없다. 역시 자연스럽지 못한 수면자세를 만드는 베개로 숙면을 방해하는 원인으로 작용할 수 있다.

네 번째로 면과 메밀껍질 베개가 있다. 대표적인 면 베개에는 판야panya(판야과의 열대산 상록 교목으로 종자의 백색털은 이불이나 베개의 솜 대신에 사용한다. ─옮긴이), 솜, 폴리에스테르가 있다. 메밀껍질은 탈곡을 끝낸 메밀 씨의 껍질을 사용한 것이다. 메밀껍질은 삼각뿔 모양이라서 베개 속에 작은 공간이 생기기 때문에 통기성과 흡습성이 뛰어나다. 면 베개도 그렇고, 메밀껍질 베개도 그렇고 탄력성이 적당해서 사용감이 좋다. 다만 면은 저반발 우레탄폼보다 훨씬 잘 내려앉고, 메밀껍질은 내용물이 한쪽으로 쏠려서 베개가 쉽게 변형되기 때문에 바람직하지 않다. 베개가 내려앉거나 변형되면 목과 척추가 부담을 받게 되고, 그로 인해 괴로워하며 깊은 수면을 할 수 없기 때문이다.

오랜 세월에 걸쳐서 다양한 베개를 사용하는 사이에 소재에 대한 확고한 취향을 갖게 된 사람도 많다. 하지만 그 취향도 착각일 경우가 많다. 이 책을 읽는 것을 계기로 일단 취향은 내려놓고, 아무쪼록 나와 함께 다시 처음부터 '정말로 몸에 맞는 베개'에 대해 생각하고 만들어나가길 바란다. 그 베개야말로 더 이상 계속해서 베개를 살 필요 없이 평생 직접 관리하면서 사용할 수 있는 나만의 베개가 될 것이다.

좋은 베개의
3대 조건

올바른 수면자세를 만들어주는 베개는 어떤 베개일까? 내가
생각하는 '좋은 베개'의 필수 조건은 세 가지이다.

첫째, 딱 알맞은 높이

둘째, 자연스럽게 움직일 수 있는 단단함과 평평한 구조

셋째, 몸에 맞추어 조절이 가능한 것

그럼, 순서대로 자세히 알아보자.

딱 알맞은 높이

지금껏 '높이'에 대해 반복적으로 이야기했기 때문에 얼마나 중요한지는 이미 이해했을 것이다. 그럼, '적당한 높이'를 어떻게 측정할 수 있을까? 나는 환자들에게 "바로 누웠을 때의 높이와 옆으로 누웠을 때의 높이 중에서 어느 것을 우선해야 하나요?"라는 질문을 자주 받는다. 대답은 '둘 다'이다.

앞에서 수면자세에는 '정적수면자세'와 '동적수면자세'가 있다고 말했다. 또한 사람은 잘 때 누운 자세 그대로 자지 않고 자세를 바꿔가면서 잔다고 말했다. 바로 누웠을 때의 목의 각도는 약 15도 전후가 이상적이다. 이와 동시에 혈액과 림프액, 관절액 등이 정체하지 않고 순환하기 위해서는 자연스럽게 수면자세를 바꿀 수 있어야 한다. 따라서 바로 누웠을 때와 옆으로 누웠을 때의 높이가 모두 딱 알맞아야 한다.

먼저 옆으로 누워서 높이를 조절한 후에, 다시 바로 누워서 높이를 조절한다. 다시 말해서 바로 누웠을 때 목의 각도가 약 15도 전후가 되도록 조절한 후에 이 범위 내에서 옆으로 누웠을 때도 알맞은 높이를 찾는 것이다. 잠시 상황을 상상해보고

'옆으로 누우면 어깨 폭이 있으니까 더 높아야 하지 않나?' 라고 생각하는 사람도 있을 것이다.

확실히 머리에서 목을 지나 등으로 이어지는 높이와, 머리에서 목을 지나 어깨로 이어지는 높이는 다르다. 그래서 바로 누우면 낮고 옆으로 누우면 높아지기 때문에 양쪽 자세가 모두 완벽하게 편안하게 느껴지는 높이는 없을 것처럼 생각된다. 하지만 우리 몸은 로봇이 아니기 때문에 정확하게 어깨 폭만큼의 높이에 머리를 두지 않는다. 인간은 옆으로 누우면 어깨가 자연스레 앞으로 밀려 나온다. '누웠을 때의 어깨 폭' 이 작아지도록 자연스럽게 조절되는 것이다. 따라서 걱정할 필요가 없다. 바로 누웠을 때도 편하고 옆으로 누웠을 때도 편한 높이는 반드시 찾을 수 있다.

자연스럽게 움직일 수 있는 단단함과 평평한 구조

바로 누웠을 때도, 옆으로 누웠을 때도 편한 딱 알맞은 높이를 찾더라도 활동에 제약을 받으면 수면자세를 쉽게 바꿀 수 없다. 이를 위해서는 먼저 머리가 베개를 파고들지 않을 정도로 단단해야 한다.

앞에서 이야기했듯이 저반발 우레탄폼이나 깃털, 면으로 된 베개는 처음부터 지나치게 부드럽거나, 혹은 처음에는 단단했더라도 쉽게 내려앉기 때문에 바람직하지 않다. 플라스틱 칩과 메밀껍질은 내용물이 한쪽으로 쏠려서 머리가 베개 속으로 함몰되기 때문에 수면자세를 바꾸기 어렵다. 또한 베개 중에는 애초부터 울퉁불퉁하게 만들어진 것과 충격적이게도 도넛 모양으로 만들어진 것도 있다. 베개전문점에서 본 적이 있을 것이다.

나는 '수면 전문가'여야 하는 사람들이 왜 몸에 나쁜 베개를 만들어내고 있는지 이해할 수가 없다. 우리네 의사가 침구 과학을 충분히 연구하지 않는 것이 문제라며 자책할 뿐이다.

복잡한 형태의 베개는 면밀하게 계산해서 만든 것같이 보이지만 그것은 큰 착각이다. 목의 각도나 수면자세를 바꾸기가 쉬우냐는 관점은 물론, 어떤 관점에서 생각해보더라도 그것은 크게 중요하지 않다. 베개는 목을 적절한 각도로 안정시켜주고 자연스럽게 좌우로 자세를 바꿀 수 있도록 도와주어야 한다. 그러기 위해서는 심플하면서 평평한 베개가 좋다.

몸에 맞추어 조절이 가능한 것

좋은 베개의 마지막 조건은 몸에 꼭 알맞도록 계속 조절할 수 있어야 한다는 것이다. 살이 찌거나 마르는 체형의 변화와 나이가 들면서 나타나는 골격의 변화에 따라서 베개 높이도 변한다. 몸의 체형은 언제 변할지 모른다. 일단 몸에 딱 맞게 베개를 조절했더라도 안심해서는 안 된다. 늘 몸의 변화를 살피면서 베개 높이를 조절해야 한다. 나는 환자들에게 '베개는 생명체'라서 끊임없이 변하지 않으면 안 된다고 말한다.

이 3대 조건을 모두 충족할 수 있는 베개에는 스스로 직접 만들 수 있는 '현관매트베개'와 우리 연구소에서 제공하는 정형외과베개가 있다. 제4장에 자세히 설명되어 있다.

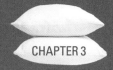

CHAPTER 3

'스트레스 수면'이
만병의 근원

수면은
양보다 질이
중요하다

건강하게 살기 위해서는 질 좋은 수면이 반드시 중요하다. 불편한 수면자세로 늘어지게 10시간 이상의 수면을 탐할 것인가, 자연스러운 수면자세로 5시간을 푹 잘 것인가. 후자가 건강한 몸으로 건강한 생활을 하게 한다는 것을 이제는 더 강조하지 않아도 알 것이다.

그럼, 질 좋은 수면이 우리에게 어떤 많은 혜택을 주는지 알아보자.

먼저는 피로회복이다. 수면 중에 분비되는 성장 호르몬이 신진대사를 촉진하여 새로운 세포를 생성한다. 성장 호르몬은 몸의 윤활유 같은 존재이다. 하루 동안 쌓인 피로는 성장 호르몬의 작용으로 해소된다. 성장기 어린이에게는 더욱 중요하다. 질 좋은 수면을 취해서 성장 호르몬이 활발하게 분비되도록 하는 것이 중요하다.

특히 여성은 아름다운 피부와 수면의 관계를 무시할 수 없다. 세포의 신진대사를 관장하는 성장 호르몬은 피부 상태에도 영향을 끼친다. 수면 부족이 계속되면 피부는 거칠어진다. 누구나 한 번쯤 경험한 적이 있을 것이다.

또한 뇌 발달을 위해 수면의 질은 중요하다. 왜냐하면 수면 중에 낮에 습득한 것을 기억에 저장하고 정보를 정리하기 때문이다. 아기도 낮에 배운 단어를 자면서 정리하고 기억함으로써 언어를 습득해나간다. 이러한 뇌 시스템은 어른이 된 후에도 마찬가지이므로 질 좋은 숙면을 취하지 않고서는 시험과 프레젠테이션에서도 좋은 결과를 낼 수 없다고 해도 틀리지 않는다.

더욱 중요한 점은 질 좋은 수면이 자율신경을 조절해준다는 점이다. 건강의식이 높아지면서 자율신경이 어떤 작용을

하는지에 대해서는 많은 사람이 어느 정도는 알고 있다.

우리 몸에는 교감신경과 부교감신경이란 두 가지 종류의 자율신경이 있다. 교감신경은 흥분을 관장하는 자율신경이다. 우리가 낮에 왕성하게 일하고 또 활동할 수 있는 것은 이 시간대에 교감신경이 활발하기 때문이다. 반대로 밤이 되어 몸이 휴식을 취하면 부교감신경이 활발해져서 잠에 빠져든다. 이렇게 두 자율신경이 밸런스를 유지하며 작용하면서 온^{on}과 오프^{off}를 적절하게 조절하는 몸이 건강한 몸이라고 할 수 있다.

하지만 우리는 매일 여러 가지로 스트레스를 받으며 바쁘게 일하고, 거리로 나가면 한밤중에도 네온사인이 번쩍인다. 그 밖에도 '자극'적인 것들이 넘치는 생활 속에 있는 현대인은 교감신경이 지나치게 활발하다. 그래서 우리는 부교감신경이 활발해지도록 신경 써야 한다. 질 좋은 수면이야말로 만병의 근원을 제거하고 현대인을 건강하게 만들어준다.

그럼, 일본인 중에 몇 명이나 양질의 수면을 취하고 있을까? 5년마다 NHK에서 시행하는 국민 조사에 따르면, 30대~40대 일본인의 수면시간은 평균 6시간이다. 어디까지나 평

질 좋은 수면의 혜택

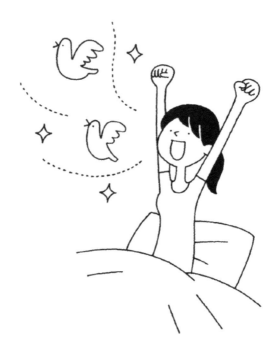

균일 뿐이지만, 전 세계의 평균과 비교하면 '적은 편'에 속한다. 다른 조사에서는 30대~40대의 남성 4명 가운데 1명이 "나는 수면부족이다"라고 대답했다.

물론 두 조사는 서로 다른 조사이기 때문에 결부시켜서 생각할 수는 없지만, 일본인이 취하고 있는 수면의 양과 질에 관해서 시사하는 바가 있다. 양적으로도 충분하지 않고 질적으로도 만족스럽지 못하기 때문에 머리와 몸이 무겁고 잘 잤다는 느낌이 들지 않는 것이다. 바로 이런 일본인의 수면 실태를 그대로 드러낸 결과이다.

베개 하나로
수면의 질이
바뀐다

내 몸에 맞지 않은 베개가 얼마나 많은 수면 스트레스를 줄까? 부적절한 베개를 사용해서 발생하게 된 만성적인 수면의 질 저하를 '베개불면'이라고 부르는데, 이 베개불면은 대단히 뿌리가 깊다. 하지만 그 반대로 베개를 바꿔서 수면의 질을 높였더니 베개로 인해 발생했던 각종 신체 증상이 순식간에 좋아졌다.

'불면'은 크게 네 가지로 나눌 수 있다. 쉽게 잠들지 못하는 '입면장애 타입', 잠들더라도 한밤중에 눈이 떠지는 '중도각성 타입', 아침 일찍 눈이 떠져서 다시 잠들지 못하는 '조조각성 타입', 충분히 잤는데도 잘 잤다는 느낌이 들지 않는 '숙면장애 타입'이다.

그리고 각 불면증의 원인에도 여러 가지가 있다. 주변이 너무 밝거나 시끄러워서 자지 못하는 환경요인, 정신적 스트레스, 통증이나 가려움증을 비롯한 신체의 제반 증상, 빈뇨, 코골이, 수면무호흡증후군 등등 이외에도 많다.

이처럼 베개가 몸에 맞지 않아 발생하는 베개불면은 모든 불면 타입 및 불면 원인과 관계된다. 예를 들어 부적절한 베개가 불편한 수면자세를 만들고, 자세가 안 좋다 보니 코를 심하게 골기도 한다. 빈뇨도 마찬가지이다. 베개가 맞지 않아 한밤중에 눈이 떠져서 화장실에 가는 것이 습관화된 것인데 빈뇨 때문에 불면이 발생한 것으로 생각한다.

이와 같이 겉으로 보이는 인과관계와 실제의 인과관계가 반대라고 할 수 있다. 코를 골아서 불면증에 걸린 것이 아니다. 화장실을 자주 가서 불면증에 걸린 것이 아니다. 실제로는 불면의 원인이 코골이를 유발하고 빈뇨를 유발하는 경우가 아주 많다. 따라서 불면을 일으키는 근본원인을 해결할 방법

베개불면의 개념도

입면장애

소음 및 불쾌 환경,
정신적 불안·긴장·
흥분, 통증·가려움증,
심장질환 등등.

조조각성

고령자,
우울증 등등.

**모든 불면증
뒤에 숨어 있는
베개불면**

중도각성

수면무호흡증후군,
하지불안증후군,
통증·가려움증(아토피성 피부염),
알코올 섭취 및
전립성비대로 인한
야간 빈뇨 등등.

숙면장애

수면무호흡증후군,
하지불안증후군,
우울증을 비롯한
각종 원인.

을 찾아야 한다.

베개 하나를 바꾸는 것만으로도 수면의 질은 달라진다. 그리고 수면의 질이 바뀌면 뼈와 근육과 관련된 증상은 물론, 코골이와 빈뇨와 같은 불편 증상까지도 줄어든다. "우울증이 있어서 수면유도제 없이는 못 자요"라며 자포자기하고 살던 정신적 불면증 환자 중에도 베개를 바꾼 뒤 수면의 질이 좋아져서 나중에는 약을 먹지 않게 되었다.

수면의 메커니즘
-렘수면과 논렘수면-

질 좋은 수면이란 어떤 수면인지를 더욱 깊이 있게 이해하기 위해서는 수면의 메커니즘에 대해 알아야 한다.

우리는 자면서 렘수면REM: rapid eye movement과 논렘수면Non-REM sleep이라는 두 가지 타입의 수면을 반복한다. 렘수면은 급속안구운동Rapid Eye Movement의 앞글자를 따서 만든 명칭으로, 이름 그대로 이 수면 중에는 안구가 이쪽저쪽으로 움직인다. 반면, 논렘수면 때는 안구가 움직이지 않는다.

그럼, 왜 수면 중에 두 가지 수면이 교대로 나타나는 걸까?

그건 렘수면일 때와 논렘수면일 때 휴식을 취하는 부위가 다르기 때문이다. 한마디로 렘수면은 몸의 수면, 논렘수면은 뇌의 수면이다. 두 가지 수면이 하룻밤에 4~5회씩 반복되면서 몸과 뇌 모두의 피로가 풀리게 되는 것이다.

먼저 논렘수면에 대해 알아보자.

논렘수면은 고등동물일수록 발달해 있다. 감성과 이성은 물론 의사결정을 하는 복잡한 기능을 담당하는 대뇌피질이 발달하였을수록 충분한 휴식이 필요하기 때문이다.

앞에서 말했듯이 논렘수면은 뇌의 수면이다. 즉, 낮에 혹사 당했던 감정과 의사결정과 관계된 신경회로의 피로를 다음 날 아침까지는 풀어서 다시금 상쾌한 기분으로 뇌가 활동할 수 있도록 회복하는 수면이다. 성장 호르몬이 분비가 잘되는 때도 논렘수면일 때이다.

한편 렘수면에 들어가면 뇌는 몸의 운동명령을 정지시키고 근육의 긴장을 해방시킨다. 이때 몸이 휴식을 취하는 동안에도 뇌는 활발하게 움직인다. 잠들어 있어도 렘수면 중에는 교감신경이 활발하기 때문에 뇌에는 계속해서 혈액이 운반된다. 그리고 뇌는 낮에 경험했던 정보를 정리하여 기억으로 저장하기 위해 힘쓴다. 그래서 '새로운 경험을 한 날에는 렘수면이 길어진다'거나, 'IQ가 높은 아이일수록 렘수면이 길다'고 하는 것이다.

또한 낮에는 근육과 인대가 척추를 지탱하지만, 수면 중에는 근육과 인대가 척추를 서포터하지 않는다. 즉, 뇌가 운동명령을 멈추는 렘수면 때는 '몸이 푹 잠드는' 시간대이기 때문이다.

척추를 가진 척추동물에게 있어서, 척추의 중심을 지나는 척수신경이 부담을 받는다는 것은 몸의 제반 기능이 손상될 수 있는 중대사이다.

따라서 척추 주변의 근육이 이완되는 렘수면시간대에는 목을 포함한 척추 전체를 확실하게 서포터 해줌으로써 척수신경을 보호하고 결과적으로 양질의 수면을 취하는 것은 대단히 중요한 문제이다. 그래서 다시 한 번 생각해봐야 하는 것이 침구, 특히 베개의 중요성이다.

우리 병원에서 키우는 필로(베개라는 의미)라는 이름의 개도 잘 때는 자주 머리를 베개에 올려놓고 새근새근 잔다. 그 모습을 보면서 사람이나 동물이나 상관없이 척추동물이 양질의

렘수면을 취하기 위해서는 척추를 안정시켜 주는 베개가 필요하다는 것을 다시금 절실히 느꼈다.

"어?
정말로 푹 잤어요"

막 잠이 들 때라는 건 이른바 수면의 도입 부분이다. 의식이 있는 상태에서 자연스럽게 '스르륵' 잠으로 빠져들 수 있다면 쉽게 숙면을 취할 수 있다. 그러나 요의 재질 및 베개의 단단함과 높이가 부적절하면 목에서 등을 지나 허리로 이어지는 수면자세가 쭉 펴지지 않게 된다. 이렇게 되면 의식 있는 상태에서 자연스럽게 스르륵 잠에 들지 못한다.

잠자리에 들어서도 좀처럼 잠들지 못한다. 자세를 바꿔보기도 하고, 머리를 이쪽저쪽으로 옮겨보기도 하고, 베개 밑에 손을 넣어보기도 하고, 엎드려보기도 한다…… 그러면서 잠들지 못한 채로 30분, 1시간, 2시간, 시간은 계속해서 흐른다. 쉽게 잠들지 못하는 사람이라면 아마도 이런 경험을 누구나 했을 것이다.

빨리 잠들지 못한다고 호소하는 환자 대부분이 "일단 한 번 잠들면 아침까지 안 깨거든요"라고 말한다. 잠들 때까지 2시간을 허비하는 것이니, 가령 밤 12시에 누워서 아침 6시에 일어난다면 수면시간 중 3분의 1은 '깨어 있는' 셈이다. 이런 수면은 몸과 마음이 편안하게 쉴 리가 없다. 낮에도 몸이 나른한 것이 당연하고 생활의 질까지 떨어진다 해도 이상할 것이 없다.

자려고 누웠는데 '이래도 불편하고, 저래도 불편하네' 라며 계속 몸을 움직이게 되는 것은 무엇 때문일까? 답은 간단하다. 누운 자세가 자연스럽지 못해 불편하기 때문이다. 숙면을 취하기에 가장 좋은 상태를 몸이 필사적으로 찾는 것이다. 목에는 자율신경이 모여 있다. 이 부위에 가해지던 부담이 없어지면 이완을 관장하는 부교감신경이 활발하게 작용해서 순식간에 잠이 쏟아진다. 그러므로 전신이 릴랙스 되는 수면자세를 취하면 반드시 의식이 몽롱해지면서 잠에 빠져들게 된다.

실제로 우리 병원에서는 이런 신기한 광경을 자주 본다. 여기도 안 좋고, 저기도 안 좋고, 불면증도 있다며 증상을 호소하던 환자에게 침대 위에 누우라고 하고 베개를 조절한다. 우리가 베개를 조절해서 적절한 수면자세를 취하게 되자마자 환자는 곧바로 잠들어 버린다. 그래서 진료를 받으러 온 환자가 진료를 받으면서 한숨 자고 가기까지 한다. 환자들이 '자야지' 하고 누웠던 게 아니기 때문에 "어? 제가 잤나요?"라며 눈을 깜빡거린다. 우리에겐 익숙한 일이지만 환자는 꼭 귀신에게 홀린 기분인 모양이다. 그래 봐야 환자가 잔 시간은 기껏해야 5분에서 10분 정도이다. 그래도 그 짧은 시간에 푹 자기 때문에 왔을 때와는 전혀 다른 상쾌한 표정으로 돌아간다.

입면장애를 개선하기 위한 가이드라인에는 '졸릴 때까지 잠자리에 들지 않는다', '누웠는데도 잠이 오지 않는다면 다시 일어나서 침실 이외의 방에서 쉰다' 등이 있다. '침실은 자는 곳'으로 명확하게 인식함으로써 입면장애를 완화할 수 있다는 논리이다.

이 가이드라인 자체에는 아무런 문제가 없다. 하지만 졸려서 잠자리에 들더라도 베개 및 침구가 맞지 않는다면 잠들기 어려운 것은 마찬가지이다. 반대로 베개를 바꿔서 수면자세를 바르게 교정한 것만으로 입면장애가 개선되는 경우는 아주 많다. 가이드라인을 제시해줄 것도 없이 베개를 조절한 것만으로도 "정말로 푹 잤어요"라고 말하는 환자가 매우 많다.

8시간 이상
잤는데도
피로가 풀리지 않는
이유

같은 시간을 자더라도, 예를 들어 비행기의 이코노미 클래스의 좁은 시트에 앉아서 잤을 때와 제대로 누워서 잤을 때는 수면의 질이 다르다. 지속해서 무리한 자세로 수면을 취하면 어깨와 허리가 딱딱하게 굳고 몸의 마디마디가 아픈 것이 당연하다. 비행기에 앉아서 잔다면 숙면은 기대하기 어렵고 피로도 풀리지 않는다.

그렇다고 침대와 이불에 눕기만 하면 질 좋은 수면을 취할 수 있는가 하면 또 그렇게 간단하지 않다. 누워서 푹 잤는데도 피로가 풀리지 않는 경우가 있기 때문에 우리는 수면에 특별한 주의를 기울여야 한다. 왜 제대로 누워서 충분히 잤는데도 피로가 풀리지 않는 걸까? 이미 짐작했겠지만, 몸에 무리가 가는 수면자세로 자기 때문이다.

한마디로 말하면 비행기의 좁은 시트에 앉아서 자는 것은 아주 불편한 수면자세로 자기 때문에 많이 자도 피로가 풀리지 않는 것이다. 과장이라고 생각할 수 있다. 하지만 상상을 해보라. 앉은 채로 자면 목이 앞으로 구부러진다. 앉은 자세를 유지하기 위해 수면 중일지라도 근육에 계속 힘이 들어가기 때문에 몸이 휴식을 취하지 못하는 것이다.

그럼, 베개가 지나치게 높거나 낮을 때는 어떨까? 목이 앞이나 뒤로 부자연스럽게 꺾이고 척추에도 부담이 간다. 수면자세를 쉽게 바꿀 수 없기 때문에 역시 수면 중일지라도 근육은 계속 긴장을 하게 된다. 이렇듯 비행기에서 앉아서, 적절하지 않은 베개를 베고 잘 때 몸이 부담을 느끼는 정도는 차이가 있겠지만, 몸에 일어나는 근본적인 상황은 같다.

또한 흔히 "너무 많이 잤더니 피곤해"라고 말하는 사람이 있는데, 이것도 생각해보면 이상한 말이다. 수면이란 본래 몸과 머리의 피로를 푸는 행위이다. 눈을 떴을 때 몸이 가볍고 머리가 상쾌해야 잠을 잔 의미가 있다. 그런데 많이 자서 오히려 피곤하다는 말은 무슨 말일까? 하물며 피로는 풀리지도 않고 몸이 더 나른하고 무겁게 느껴진다면 문제는 '많이 잤기 때문'이 아니라 수면의 질 그 자체에 있다고 볼 수 있다.

그리고 생각해볼 수 있는 원인은 하나이다. 무리한 수면자세를 하고 잤기 때문에 몸이 제대로 쉬지 못한 것이다. 피곤해서 일어날 수도 없는데, 또 수면자세가 나빠서 자면 잘수록 더욱 피곤해진다. '수면 피로'라고 불러야 할 법한 모순이 발생하게 되는 것이다. 수면시간이 길든 짧든 머리와 몸이 쉴 수 있도록 수면을 취하면 반드시 피로는 풀린다. 문제는 '얼마나 자는가'가 아니라, '어떻게 자는가'이다.

푹신푹신한 감각이 몸에 큰 스트레스를 준다

수면자세가 나빠서 목을 비롯한 척추가 스트레스를 받으면 즉시 두통, 요통, 어깨 결림, 손발 저림 등 증상이 나타나고 뇌에도 나쁜 영향을 끼친다. 뇌는 수면 중에 하루 동안 받아들인 정보를 정리하고 낮에 받았던 스트레스를 처리하는데, 숙면이 방해를 받으면 이런 활동이 제대로 이루어지지 못한다.

결과적으로 많이 자더라도 머리와 마음이 모두 산뜻하지 못한 채로 다음 날, 그리고 또 다음 날로 계속 스트레스가 미루어지는 상황에 놓이게 된다. 이것이 쌓이고 쌓이면 우울증과 같은 마음의 병이 생길 수 있다.

고작 침구에 불과하지만, 그래도 침구는 중요하다. 베개를 비롯한 좋지 않은 침구를 사용하므로 지속해서 몸이 스트레스를 받는 것이 만병의 근원이다. 앞장에서 올바른 베개의 3대 조건의 하나로 '머리가 파고들지 않을 정도의 단단함' 이라고 말했다. 머리가 베개 안으로 들어가면 목이 꺾여서 몸 전체가 부자연스럽게 한쪽으로 기울기 때문이다. 잘 때 몸의 각도가 적절하게 유지되어야 한다는 점에서는 요나 매트리스의 단단함도 간과할 수 없다.

베개가 푹신푹신한데 요나 매트리스까지 푹신푹신하면, 이것은 거의 몸에는 고문을 넘어서 지옥이라고까지 할 수 있다. 요와 매트리스의 가장 중요한 점은 허리를 편안하게 받쳐주는가이다. 인체의 무게는 머리를 1이라고 하면 어깨가 3, 허리가 4이다. 가장 무거운 허리가 요나 매트리스 속으로 들어가지 않을 정도로 단단해야 한다. 푹신푹신한 요나 매트리스는 잠자리에 들었을 때는 기분이 좋지만, 그 상태로 8시간 내내 누워 있기에는 적당하지 않다.

요가 푹신하면 허리가 일본어 문자의 'く'(구)처럼 요 속으로 들어가게 되고, 이를 지탱해야 하는 목은 커다란 부담을 감당해야만 한다. 그렇게 되면 자신에게 알맞은 높이로 조절한 베개도 아무런 소용이 없다. 반대로 지나치게 단단하면 허리는 요 속으로 들어가지 않지만, 엉덩이의 두께만큼 골반이 들려서 허리가 반대 방향으로 'く'와 같이 젖혀지게 된다.

그렇게 되면 허리가 상당한 부담을 받게 되어 일어났을 때 허리가 아프고 일어나기가 힘들게 된다. 가장 좋은 것은 허리 무게를 분산시킬 정도(체압분산)의 유연성과 허리 무게를 지탱해줄 정도(체위유지)의 단단함이 있는 요나 매트리스이다. 너무 푹신하면 체위유지가 어렵고, 너무 단단하면 체압분산이 어려워서 척추에 부담이 된다.

'수면산업'은 체중을 어떻게 지탱할 것인가 하는 점에 주목하면서 다양한 요와 매트리스를 개발해야 한다. 개중에는 허리가 놓이는 부분은 단단하게 만들고 등이 놓이는 부분은 푹신하게 만드는 식으로 위치에 따라 단단함과 푹신함의 정도를 달리하는 매트리스도 있다. 누웠을 때 몸은 각 부위에 따라 무게가 다르기 때문에 이런 발상을 하는 것도 충분히 이해가 간다. 하지만 몸은 사람마다 다르고, 등과 허리와 다리의 길이와 무게도 다 다르다. 매트리스의 단단한 부분과 푹신한 부분이 자신의 몸에 딱 맞을지 안 맞을지는 거의 도박에 가깝다. 자다가 자세를 바꾸면 정반대로 단단한 부분에 등을, 푹신한 부분에 허리를 올려놓고 잘 수도 있다. 이것은 상상만 해도 무시무시하다.

어쨌든 지나치게 푹신한 요나 매트리스는 좋지 않다. 허리가 요나 매트리스 속으로 들어가서는 안 된다는 것을 가장 중요한 조건으로 생각하면서 확실하게 자신의 몸을 받쳐줄 수 있는 것을 고르도록 하자.

그다음에 매트리스에는 베드패드를 깔고, 바닥에서 잘 경우에는 바닥과 요 사이에 담요를 깔아서 몸이 느끼는 단단함을 조절한다. 누웠을 때 허리에 불쾌감이 들지는 않는지, 허리가 젖혀지거나 압박을 받지는 않는지를 확인한다. 그리고 마지막으로 이쪽저쪽으로 수면자세를 바꾸기가 쉬운지를 체크한다.

오른쪽 어깨와 오른쪽 허리, 왼쪽 어깨와 왼쪽 허리가 거의 동시에 회전되는 것이 이상적이다. 수면자세를 얼마나 편안하게 바꾸는가는 베개 높이에 크게 좌우되기 때문에 요와

요와 몸의 관계 · 요를 조절하는 방법

적절한 수면자세를 유지해주는 요

요가 지나치게 단단하거나 푹신하면 척추에 부담이 되어,
그 결과 목에도 큰 부담을 주게 된다.

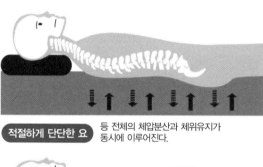

체위유지

체압분산

적절하게 단단한 요 등 전체의 체압분산과 체위유지가
동시에 이루어진다.

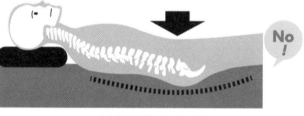

지나치게 푹신한 요 머리가 가라앉는 정도와 허리가 가라앉는 정도의
차이가 커서 목에 부담이 된다. 체압분산은 되지만
무거운 엉덩이가 'く' 모양이 된다.

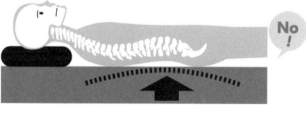

지나치게 단단한 요 등의 체위는 유지되지만,
척추는 반대로 꺾인 'く' 모양이 된다.

매트리스의 조절은 반드시 베개의 조절과 함께 이뤄져야 한다. 이렇게 체위유지와 체압분산을 모두 만족하는 요와 매트리스를 나에게 꼭 맞도록 커스터마이즈Customize하는 것이 중요하다.

이불은
깃털 이불이
가장 좋다

베개와 요, 매트리스를 살펴봤는데, 그러면 이불은 어떨까? 데굴데굴 쉽고 편하게 수면자세를 바꾸기 위해 덮는 이불은 '가벼운 것'이 가장 좋다. 묵직한 솜이불을 덮었을 때 마음이 안정되어 좋다는 사람도 있지만, 그것은 몸 위에 '누름돌'을 올려놓는 것과 같다. 자신의 '취향'보다 '몸이 하는 말'을 우선시해야 한다는 사실을 잊지 말자.

가볍고 따뜻한 깃털 이불을 한 번 덮어보라. 깃털 이불을 덮는 방법에는 요령이 있다. 깃털 이불은 기모^{起毛} 소재라서 사실

잠옷에 잘 달라붙고 마찰저항이 생긴다. 그래서 추천하고 싶은 방법은 깃털 이불 위에 담요를 올려서 사용하는 방법이다.

일단 잠자리에 들면 이불 속은 체온으로 따뜻해진다. '담요는 직접 덮지 않으면 따뜻하지 않다'는 생각은 오해이다. 체온이 빠져나가지 않으면 이불 속은 따뜻하다. 물론 '체온으로 이불 속이 따뜻해질 때까지 기다리는 것이 싫다', '이불 속으로 들어갔을 때 이불이 차가운 게 싫다'는 사람도 있을 것이다. 환자들도 자주 하는 말이다.

이때에는 전기담요를 사용하거나 이불 속에 미리 찜질팩을 넣어서 이불을 덥혀두면 된다. 다만 전기담요는 마찰이 발생하고 찜질팩은 잘 때 방해가 된다. 둘 다 수면자세를 바꾸는 데 방해가 될 수 있으므로 충분히 이불이 따뜻해져서 잠자리에 들었다면 둘 다 치우는 것이 좋다.

두꺼운 옷과 양말은 몸을 더 병들게 한다

우리가 잠을 잘 때 어떤 잠옷을 입고 자면 좋을까? 중요한 것은 이불 속으로 들어갔을 때 나와 이불 사이에 발생하는 마찰저항이다. 아무리 수면자세를 자연스럽게 바꿀 수 있도록 침구를 교정하더라도 막상 자세를 바꿀 때 나와 이불이 뒤엉키면 자연스럽게 자세를 바꿀 수 없다.

가령 플리스^fleece^ 소재로 된 잠옷을 입고 담요를 덮고 잔다고 하자. 두 소재가 만나면 마찰저항이 커져서 수면자세를 바꾸기가 힘들다. 수면자세를 바꿀 때마다 이불에 시달려 숙면할 수 없을 것이다. 따라서 잠옷은 몸이 이불 속에서 자연스럽게 움직일 수 있는가를 염두에 두고 잘 미끄러지는 것을 선택하는 것이 좋다. 사소한 것이지만 소재 선택도 잠을 잘 때 몸이 스트레스를 받지 않도록 하기 위한 중요한 사항이다.

겨울에는 이중, 삼중으로 껴입고 복슬복슬한 스웨터에 두꺼운 수면양말까지 신고 잠자리에 드는 사람이 있다. 냉증으로 고민하는 환자가 특히 더 그렇게 입고 잔다. 이렇게 옷을 입고 잠을 자면 수면자세를 자연스럽게 바꾸기는 더욱 어렵다. 심지어 옴짝달싹 못 하게 된다. 만일 이불 속의 마찰저항이 낮을지라도 몸에는 좋지 못하다.

사실 이렇게 하기 때문에 몸이 점점 더 차가워지는 것이다. 앞에서 잘 때 수면자세를 바꾸는 행위는 혈액을 비롯한 체액을 순환시키기 위해 반드시 필요하다고 말했다. 그 말은 잠자리의 마찰저항이 높아져서 수면자세를 잘 바꾸지 못하면 혈액순환이 나빠진다는 말이다. 혈액순환이 나빠지면 체온이 떨어져 몸을 따뜻하게 하려고 입은 두꺼운 옷과 양말이 오히려 몸을 차갑게 하는 결과로 이어진다. 올바른 수면자세로 교정하면 자연스럽게 수면자세가 바뀌기 때문에 혈액순환이 좋아지고, 체온도 올라간다.

매년 겨울이 되면 "없으면 못살 것 같던 양말이 이제는 필요 없어요"라는 환자가 늘어나는데, 그저 베개를 조절해서 이불 속에서 몸이 자연스럽게 움직일 수 있도록 했을 뿐이다. 그것이 전부이다.

최근에는 냉증 환자를 비롯하여 잘 때도 무릎이 아프고 아침에는 다리의 근육이 땅겨서 눈이 떠진다는 환자에게도 겉감은 폴리에스테르나 나일론으로, 안감은 따뜻한 기모 소재로 된 바지를 입고 자라고 권한다. 이 바지는 피부가 닿는 안쪽은 따뜻하지만, 바깥쪽은 미끈미끈해서 이불과의 마찰저항이 적다. 껴입으면 답답해서 움직이기 어렵지만, 이 옷은 한 장으로 냉증과 마찰저항을 동시에 해결할 수 있어서 아주 좋다. 입어본 환자들은 모두 좋아한다.

더운 여름도
잠을 설치지
않을 수 있다

요즘 일본은 해를 거듭할수록 여름이 점점 더워지고 있다. 밤이 되어도 더위가 누그러들지 않아서 잠을 설친다. 한밤중에 눈이 몇 번이나 떠져서 에어컨을 켰다가 껐다가를 반복한 경험이 누구에게나 있을 것이다.

그런데 정말로 그저 더워서 우리는 잠을 설치는 걸까? 무슨 말인가 싶을 텐데, 다시 한 번 이쪽저쪽으로 수면자세를 바꿔가면서 자야 하는 이유에 대해 생각해보자.

수면자세를 바꾸면 혈액을 비롯한 체액이 순환한다. 그렇지 않으면 열이 한 곳에 쌓인다고 앞에서 '욕창'을 예로 들어 이야기했다. 수면자세를 바꾸는 행위는 체온을 적절하게 유지하는 중요한 기능을 담당한다. 자면서 수면자세를 바꾸면 겨울에도 몸이 따뜻해지는 것도 그런 이유에서다. 따라서 더위를 탓하기보다는 수면자세를 자연스럽게 바꿀 수 있는 올바른 자세로 숙면을 취하는 것이 더위를 해결하는 실마리가 될 것이다.

예를 들어, 저반발 우레탄폼 매트리스는 어떨까? 이 소재는 본래 열을 오래도록 유지하는 소재이다. 또한 매트리스 속으로 머리가 푹 들어가서 수면자세를 자연스럽게 바꾸기가 어렵고 체온 방출도 원만하게 이루어지지 않는다. 즉, 소재의 특성과 구조라는 두 가지 측면에서 열이 쉽게 올라가기 때문에 여름날의 무더위는 더 심하게 된다.

여름이든 겨울이든 기본은 항상 똑같다. 역시 올바른 수면 자세로 잠을 자는가 그렇지 않은가가 수면의 질을 좌우한다. 시원하게 자려고 메밀껍질이나 플라스틱 칩으로 된 베개를 베는 사람이 많은데, 먼저 우선시해야 하는 것은 '베개 높이'라는 사실을 잊지 말자. 자신에게 알맞은 높이가 유지되어야 하며, 베개 모양이 변형되어서는 안 된다는 것을 기억하자. 이 두 가지만 주의한다면 직접 피부에 닿는 베개 커버의 소재는 높이만 변하지 않는다면 메쉬 소재이든 등심초(골풀이라고도 한다. 여름에 시원한 화문석이나 삼베 소재 같은 것을 떠올린다면 이해하기 쉬울 것이다. ─옮긴이) 소재이든 상관없다. 뒤에서 설명할 현관매트로 만드는 베개 위에 통기성이 좋은 소재를 올려서 사용하는 것도 한 가지 방법이 될 수 있다.

다만, 어디까지나 시원한 소재와 촉감은 이차적인 문제이다. 자신에게 알맞은 높이로 베개를 조절해서 바른 수면자세를 취하는 것이 제일 중요한 열쇠라는 것을 여기에서도 다시한 번 강조하고 싶다. 베개 높이가 알맞으면 수면자세가 자연스럽게 바뀌기 때문에 체온 방출은 저절로 이루어진다. 이것만으로도 여름을 훨씬 쾌적하게 보낼 수 있다.

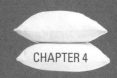

CHAPTER 4

내 몸을 건강하게 해주는
베개 만드는 방법

내 몸에 딱 맞는 베개를 직접 만들 수 있다

지금까지 몸과 머리가 제대로 쉴 수 있는 질 좋은 수면을 취하기 위해서는 수면자세가 중요하며, 이를 위해 알맞은 높이, 단단함, 신체 변화에 따른 조절이 가능한 베개를 사용하는 것이 중요하다고 이야기했다. 목과 척추의 구조를 비롯하여 신경에 관한 이야기도 했고, 이들이 전신과 어떤 관계를 갖는가를 설명했기 때문에 보다 명확하게 베개의 중요성을 이해했을 것이다.

이런 이상적인 베개를 만나기 위해 또 다시 베개를 찾는 기나긴 여정을 해야 하나 하고 고민할 필요 없다. 왜냐하면 지금까지 설명한 이상적인 베개는 베개전문점을 뒤지지 않고도 손쉽게 손에 넣을 수 있기 때문이다. 내 몸에 딱 맞는 베개를 스스로 직접 만들 수 있기 때문이다.

사실은 나의 아버지도 정형외과 의사셨다. 불면증과 몸에 나타나는 불편 증상의 근본원인 중 하나가 베개가 아닐까 하고 주목한 분도 아버지셨다. 정형외과 의사로서 지역의료를 했던 아버지가 매일 수많은 환자의 이야기를 듣고 '어떻게든 편하게 해주고 싶다!' 는 마음으로 직접 개발한 것이 '방석베개' 였다.

다다미에 상을 놓고 좌식 생활을 하는 집이 많았던 당시에는 어느 집에나 오래 써서 완전히 평평하게 찌그러진 방석이 한두 장은 굴러다녔다. 아버지는 그것을 베개로 사용하면 높이 조절이 쉬우므로 누구나 스스로 몸에 딱 맞는 베개를 직접 만들 수 있으리라고 생각했다.

효과는 바로 나타났고 많은 사람이 포기하고 있던 요통과 어깨 결림이 없어졌다, 푹 자게 됐다, 밤에 자다가 깨는 일이 없어졌다, 손발이 저리지 않는다며 인사를 했다. 나의 정형외과 의사로서의 출발점도 지금은 돌아가신 아버지가 만드셨던 방석베개이다.

오늘날에는 방석을 사용하는 가정이 별로 없고, 또 내구성도 더 좋아서 지금은 환자가 직접 만들 경우에는 현관매트를 사용하도록 지도한다. 방석베개에서 유래한 '현관매트베개'의 주요 포인트는 앞에서 설명한 베개의 3대 조건과 같다.

첫째, 딱 알맞은 높이
둘째, 자연스럽게 움직일 수 있는 단단함과 평평한 구조
셋째, 몸에 맞추어 조절이 가능한 것

이렇게 3가지이다. 베개를 직접 만드는 것의 장점은 첫째와 둘째의 조건은 물론, 특히 셋째의 '언제든지 돈을 들이지 않고 적당하게 조절할 수 있는 유연성'에 있다. 이처럼 베개는 자신의 몸 변화에 따라 조절할 수 있어야 한다. 조절이 불가능한 베개는 사봤자 쓸모가 없다.

수만 명의
인생을 바꾼
현관매트베개

'현관매트베개' 제작법은 대단히 심플하다. 지금까지 지면을 할애해 전문용어를 쓰면서 수면자세와 목의 중요성을 설명했는데, 너무 심플해서 오히려 의아해 할 수도 있다. 하지만 진정으로 건강에 도움이 되는 것들은 놀라울 정도로 심플한 것이 많다. 또한 현관매트베개의 높이를 조절할 때는 되도록 제삼자에게 봐달라고 하는 것이 조절하기 쉽고 또 정확하다.

현관매트베개를 만드는 방법

준비물

● 현관매트 1장

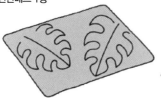

● 커다란 목욕타월, 스포츠타월이나
세면수건 1~3장(예비 조절용)

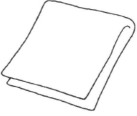

현관매트는 안감이 있는 튼튼한 것으로
고른다.
크기는 가로 80~90cm × 세로 50cm
정도로 직물의 털은 짧은 것이 좋다. 사
이즈가 이 정도는 되어야 좌우로 움직이
면서 자세를 바꿔도 머리가 바깥으로 떨
어지지 않는다.

목욕타월은 접었을 때 현관매트보다 작아
져서는 안 된다. 여름에 사용하는 커다란
것으로 선택한다. 또한 털이 긴 타월은 푹
신해서 머리가 베개 안으로 들어가므로 손
으로 표면을 만졌을 때 만진 흔적이 남지
않을 정도로 털이 짧은 것이 좋다.

만드는 방법

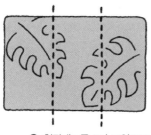

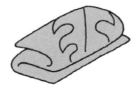

❶ 현관매트를 Z자 모양으로 3단접기(주름접기)한다.
　 (요를 갤 때와 같은 요령으로 접는다.)

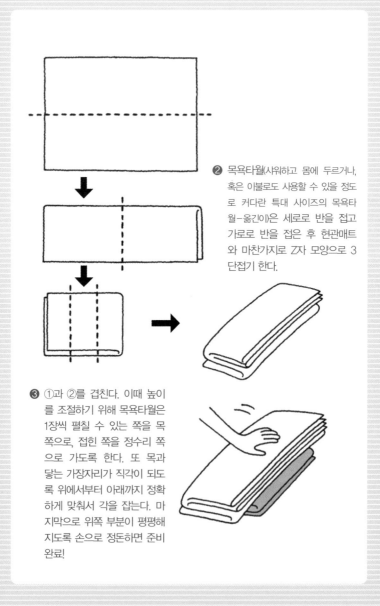

❷ 목욕타월(샤워하고 몸에 두르거나, 혹은 이불로도 사용할 수 있을 정도로 커다란 특대 사이즈의 목욕타월–옮긴이)은 세로로 반을 접고 가로로 반을 접은 후 현관매트와 마찬가지로 Z자 모양으로 3단접기 한다.

❸ ①과 ②를 겹친다. 이때 높이를 조절하기 위해 목욕타월은 1장씩 펼칠 수 있는 쪽을 목 쪽으로, 접힌 쪽을 정수리 쪽으로 가도록 한다. 또 목과 닿는 가장자리가 직각이 되도록 위에서부터 아래까지 정확하게 맞춰서 각을 잡는다. 마지막으로 위쪽 부분이 평평해지도록 손으로 정돈하면 준비 완료!

현관매트베개를 조절하는 방법

조절하는 방법

❶ 평소에 사용하는 침구 위에 현관매트베개를 올려놓고 먼저 옆으로 누워서 베개를 벤다. 양팔은 가슴 앞에서 십자가 모양으로 교차시킨다.

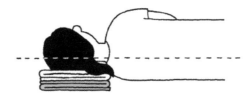

❷ 이 상태에서 머리, 턱, 가슴까지의 라인을 체크한다. 일자로 쭉 펴졌다면 OK. 머리가 올라갔다면 베개가 높은 것임으로 목욕타월을 한 장씩 펼치면서 머리가 일자가 되는 높이를 찾는다.
머리가 내려갔다면 베개가 낮은 것이다. 이때는 예비로 준비했던 스포츠타월을 1장, 2장씩 겹쳐가면서 조금씩 높이를 조절한다.

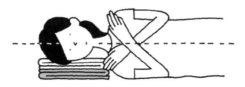

※ 도와주는 사람이 있을 때는 머리, 턱, 가슴으로 이어지는 라인을 확인해달라고 한다. 직접 할 때는 거울을 앞에 놓고 확인하면서 하면 정확하게 조절할 수 있다.

※ 스포츠타월을 겹쳤는데도 여전히 낮다면, 타월을 빼고 아래쪽에 현관매트를 한 장 더 깐다. 타월 여러 장을 겹치면 푹신해지고 머리가 베개 안으로 들어가 자세를 바꾸기가 어려워진다.

❸ 옆으로 누웠을 때 알맞은 높이로 조절되었으면 이번에는 바로 눕는다. 이
  때 목과 목 근육에 압박감은 없는지, 후두부와 어깨가 이완되고 '편안한'
  지를 살피면서 감각에 의지해 목욕타월을 펼쳤다 접었다 하여 조절한다.

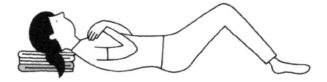

❹ 바로 누웠을 때 편안한 높이로 조절되었으면 자세가 자연스럽게 잘 바뀌
  는지를 체크한다. 좌우로 굴렀을 때 몸이 비뚤어지지 않고 자연스럽게 자
  세가 바뀌는지를 확인한다.

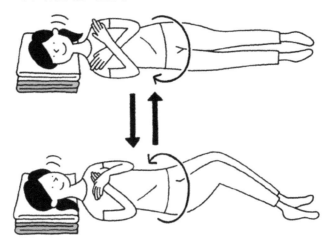

※ 베개커버를 씌우고 싶은 경우에는 베개 높이가 바뀌지 않도록
  얇은 것으로 선택한다.

이 과정을 통해 자신에게 알맞은 높이로 조절한 후에도 주의는 필요하다. 머리 무게 때문에 납작해질 수도 있으므로 주기적으로 높이를 확인하며 관리해 나가야 한다. 높이를 조절한 베개의 높이가 자기 전과 후에 5밀리미터 이상 차이가 나서는 안 된다. 하룻밤 사이에 그 이상 차이가 났다면 준비한 재료가 너무 부드러웠기 때문이다.

베개에
익숙해지는 데
시간이 필요하다

베개를 선택할 때 자신의 '취향'을 우선시하는 것은 금물이라고 했다. 예를 들어 '베개가 높아야 잠이 온다', '푹신한 베개가 좋다'면서 자신의 취향에 맞게 베개를 사용해 왔다면, 현관매트는 다소 불편하게 느껴질 수 있다. 그렇다고 해서 '역시 이건 아니야', '이건 나랑 안 맞아'라며 던져버리지 말고 한동안 지속해서 사용해보길 권한다.

단언컨대 '베개가 높아야 잠이 온다', '푹신한 베개가 좋다'고 느끼는 것은 적합하지 않은 베개에 몸이 강제로 길들여져

왔기 때문이다. 교정이란 말이 다소 딱딱하게 느껴지겠지만, 올바른 수면자세를 취하기 위해서는 베개에 몸을 적응시켜야 한다. 원래는 목을 완벽한 각도로 잡아주는 베개를 베고 자면 마치 목과 어깨가 공중에 떠 있는 것처럼 가볍게 느껴지는 것이 정상이다. 처음에는 이렇게 느껴지지 않더라도 베개를 올바른 높이로 조절했다면 반드시 느끼게 될 것이다. 시간이 조금 걸릴 수도 있지만, 인내심을 갖고 조금씩 베개에 몸을 적응시켜보라. 거부감이 사라질 때까지. 정말 '이게 베개가 딱 맞는다는 거구나!'라는 느낌이 들게 될 것이다.

베개가 내 몸에 딱 맞는다는 감각을 익히기만 하면 그걸로 모든 것은 끝이다. 살이 찌든 빠지든, 혹은 나이가 들어서 뼈가 변형되더라도 자신에게 딱 맞도록 베개를 조절할 수 있기 때문이다. 지금은 이를 위한 훈련 기간이라고 생각하면서 천천히 적응해보자.

만일 1~2주일간 계속 사용했는데도 후두부에 압박감이 느껴지거나 목이 꺾이는 느낌이 든다면 베개가 알맞게 조절되지 않은 것이다. 다시 한 번 앞에서 설명한 방법대로 조절해보라.

낮에는
베개 삼 형제로
부담을 줄이자

현관매트베개를 만드는 방법까지 설명했다. 이제 잠시 관점을 바꿔보자. 이제 우리는 평소에 잘 때는 현관매트베개를 베고 자면 된다. 하지만 예를 들어 비행기나 고속철을 타고 장거리 여행을 할 때는 어쩔 수 없이 앉아서 자야 한다. 숙면을 취했는가, 그렇지 못했는가가 전부가 아니다. 목 건강이 전신의 건강으로 직결된다는 것을 알게 된 지금은 낮 동안에 계속 머리 무게를 감당해야 하는 목과 척추의 부담도 신경 쓰지 않을 수 없다.

우리 몸은 움직일 때보다 가만히 있을 때 자세가 쉽게 흐트러지고 척추도 많은 부담을 받는다. 그리고 컴퓨터와 스마트폰을 할 때, 텔레비전을 볼 때를 비롯하여 현대인은 옛날보다 가만히 있는 시간이 많다. 잘 때도 그렇지만 낮에도 바른 자세를 유지하여 척추의 부담을 줄이면 훨씬 건강도를 높일 수 있다.

그래서 소개하고 싶은 것이 '베개 삼 형제'이다. 베개 삼 형제란 다음을 말한다.

첫째, 목을 받쳐주는 '목베개'

둘째, 앉아있을 때 허리를 받쳐주는 '허리베개'

셋째, 휴식시간에 척추와 골반을 이완시켜주는 '무릎베개'

이 베개도 간단하게 직접 만들 수 있다. 만드는 방법은 다음과 같다.

목베개

목은 전신으로 이어지는 신경이 모여 있는 중요한 곳이다. 그런데도 늘 약 4~6킬로그램의 머리 중량을 감당해야 하고 불안정하게 흔들리기까지 한다. 척추는 목·등·허리의 뼈로 구성되는데, 등은 흉부로 이어지는 갈비뼈 때문에, 허리는 골반 때문에 안정적인데 비해 목은 오로지 근육으로만 지탱된다. 머리와 동체를 연결하는 가느다란 목을 어떻게 서포터 하여 부담을 받지 않도록 할 것인가가 전신의 건강을 위해 대단히 중요하다.

이 베개는 비교적 자세가 고정적인 컴퓨터를 할 때, 텔레비전을 볼 때, 고속철과 비행기를 탈 때, 장시간 고개를 숙이고 요리나 수예를 할 때 사용하면 좋다.

허리베개

평소에 의자에 앉았을 때 등받이에 등이 확실하게 붙는가? 등받이에 붙지 않으면 허리에 부담이 간다. 그 상태로는 꼿꼿한 자세를 유지하기가 힘들기 때문에 쉽게 허리를 구부리게 되고 머리도 앞으로 나오게 된다. 머리가 약 7센티미터 앞으로 나오면 목은 약 3~4배의 무게를 감당해야 한다. 그러나 허리 베개로 자세를 안정시킨 후, 목 바로 위에 머리가 가지런하게 올라간 모습을 머릿속에 그리면서 앉으면 쉽게 바른 자세를 잡을 수 있다. 그러면 목과 허리의 부담도 훨씬 줄어들게 된다.

무릎베개

무릎베개는 무릎을 위한 베개가 아니다. 무릎 밑에 까는 베개이지만, 척추와 골반을 이완하기 위한 베개이다. 아침에 일어났을 때 허리가 아픈 경험이 있을 것이다. 현관매트베개를 이용해서 바른 수면자세를 취하면 개선되는 경우가 많지만, 그럼에도 계속 불편하다면 아침에 일어났을 때 무릎베개를 사용해보라.

바로 누워서 무릎베개를 무릎 밑에 넣고 15~20분 정도 있으면 된다. 1시간 이상 같은 자세로 있으면 오히려 척추에 부담되므로 주의한다. 그리고 무릎베개가 무릎 밑에 있으면 수면자세를 바꾸기 어려움으로 그 상태에서 자지 않도록 한다. 자기 전에 약 15분간 무릎베개를 사용하는 것도 몸을 이완하는 데 도움이 된다.

무릎베개의 효과가 가장 클 때는 아침에 눈을 떴을 때이다. 자는 동안 긴장했던 대요근(허리와 고관절을 연결하는 근육)이 이완되어 허리가 편해진다. 아침에 일어났을 때 허리가 아픈 사람은 물론, 그렇지 않은 사람도 일어나서 활동을 시작하기 전에 허리를 준비시킨다는 생각으로 실천하면 좋다.

베개 삼 형제는 아침에 눈을 떴을 때부터 잘 때까지 훨씬 오래도록 바른 자세를 유지할 수 있도록 도와주기 때문에 척추가 부담을 덜 받게 된다. 그리고 잘 때는 현관매트베개를 사용하면, 당신의 목은 평생 부담을 느끼지 않을 것이다.

베개 삼 형제

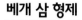

목베개

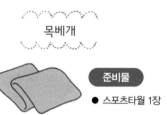

준비물

● 스포츠타월 1장

만드는 법

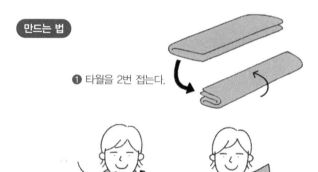

❶ 타월을 2번 접는다.

❷ 목의 아픈 부분에 타월 한쪽을 데고, 다소 헐렁하게 한 바퀴를 감는다.
두 바퀴째는 단단하게 감는다.

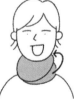

❸ 감긴 타월의 위쪽에
타월 끝을 넣어서
고정한다.

허리베개

준비물
- 얇은 천(30cm×30cm) 2장
- 솜 약 200그램
- 고무테이프(폭은 약 2cm) 적량

만드는 법

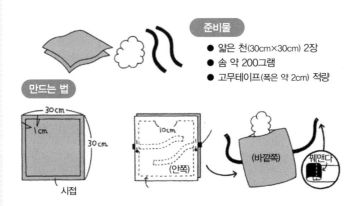

30cm
1cm
30cm
시접
10cm
(안쪽)
(바깥쪽)
꿰맨다

① 시접 1센티미터를 남기고 천과 고무테이프를 같이 꿰맨 후에 솜을 넣는다.

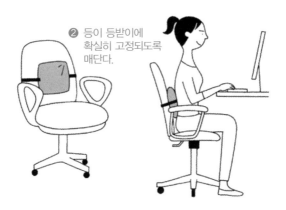

② 등이 등받이에
확실히 고정되도록
매단다.

무릎베개

준비물

● 솜 담요(면모포) 또는
목욕타월 2장(내용물을 만들 때는 낡은 것도 OK)

● 고무테이프

● 가위

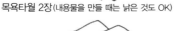

❶ 솜 담요 또는 목욕타월을
둘둘 말아서 '내용물'을 만들고
고무테이프로 고정한다.

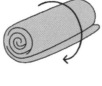

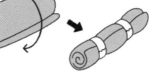

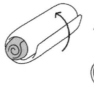

❷ 내용물이 만들어지면 한 번 더
솜 담요 또는 목욕타월로
둘둘 싼 후에 고정한다.

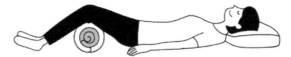

등이 둥글게
굽었다면 베개를
높게 조절하자

등이 둥글게 굽은 '고양이등'이 발생하는 원인은 크게 세 가지 패턴이 있다.

첫 번째는 척추를 구성하는 추골이 압박 골절된 경우이다. 추골 앞부분이 깎여서 척추 전체가 앞으로 쏠리게 되고 머리 무게가 더해져 등이 굽는 패턴이다. 이는 나이가 들면서 뼈가 약해지는 골다공증의 한 증상이다.

두 번째는 추간판이 찌그러진 경우이다. 추간판은 추골과 추골 사이에 있는 쿠션이다. 나이가 들면 키가 작아진다는 말이 있는데, 그건 추간판이 찌그러져서 척추가 짧아지기 때문이다. 이 경우에도 등 전체가 움츠러들어서 등이 굽는다.

세 번째는 앞의 두 경우처럼 변형되어 그런 것이 아니라 나쁜 자세 때문이다. 젊은 사람에게서 가장 많이 나타나며 이 상태로 몸이 굳어지면 목이 많은 부담을 받게 된다. 그 밖에는 출생할 때부터 등이 굽은 채로 태어나는 사람도 있다.

어떤 이유에서 발생했든 베개를 조절하고 평상시 자세에 신경을 써서 바르게 하면 등도 펴지고 등이 굽어서 나타난 통증도 부드러워진다. 이미 찌그러진 추골과 추간판을 원상태로 복구할 수는 없지만 적어도 등이 굽어서 나타난 몸의 증상은 상당히 완화된다. 또한 더 이상 등이 굽지 않도록 막을 수도 있다.

그럼, 베개는 어느 정도로 조절하는 것이 좋을까? 신체의 체격에 따라서 다르지만, 대부분의 사람을 보면 전반적으로 베개를 높게 베는 경향이 있다. 다른 사람이 자는 모습을 옆에서 보면, 등이 굽은 만큼 머리 위치가 높다는 것을 볼 수 있을 것이다. 이 상태에서 낮은 베개를 베면 어떻게 될까? 등이 굽은 상태에서 머리만 바닥으로 떨어져 목이 뒤로 젖혀진 상태가 된다.

고양이등인 사람의 등과 베개의 관계

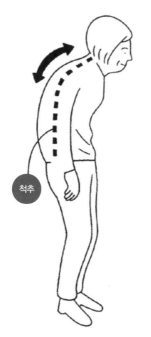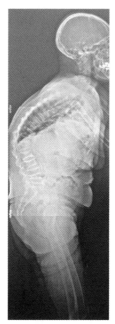

굽은 등의 엑스레이 사진

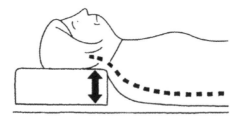

등이 굽으면 바닥에서부터 머리까지의 거리가 멀어진다.

그러면 목신경이 압박되어 호흡이 불편해지는 원인이 된다. 이처럼 고양이등인 사람은 처음에는 조금 높게 베개를 조절하는 것이 좋다. 특히 추골과 추간판의 변형으로 고양이등이 된 사람은 베개를 높게 조절하면 적어도 지금보다 더 추골이 압박되는 것은 피할 수 있다. 수면자세도 더 편안하게 바꾸게 되어 체액 순환도 촉진된다. 하지만 베개 높이가 적절하지 않으면 등이 아파서 수면자세를 바꾸지 않고 계속 옆으로만 누워서 잘 위험도 있다.

어쨌든 척추에 부담되지 않는 수면자세를 취하는 것이 중요하다. 그러면 척추가 제대로 쉬게 되어 점점 등도 펴지고 베개도 낮게 조절할 수 있게 된다. 그래 봐야 5밀리미터 정도의 차이지만, 앞에서 말한 바와 같이 5밀리미터는 큰 차이이다. 계속 이상적인 수면자세로 자기 위해서는 얼마나 편안하게 수면자세가 바뀌는가 하는 점에 주의를 기울이면서 자신에게 알맞은 높이로 베개를 조절해야 한다는 것을 잊지 말아야 한다.

현관매트베개의
진화형,
'정형외과베개'

재료만 준비되면 바로 만들 수 있고 언제든지 조절이 가능한 간편하고 유연한 현관매트베개로 심신의 증상이 몰라보게 좋아진 환자가 수없이 많다. 하지만 현관매트베개는 '간단하게 만들 수 있고 언제든지 조절할 수 있다'는 장점 때문에 발생하는 단점도 있다.

현관매트베개는 현관매트와 목욕타월을 겹쳐서 만들기 때문에 사용하다 보면 겹쳐진 것이 쉽게 흐트러진다. 조절하기가 쉽지만 완성된 상태로 유지되지 않는다. 목과 어깨가 직각을 이루도록 알맞은 높이를 맞추어 사용한다 하지만, 점점 신경을 안 쓰게 되는 것이 사람이다. 그래서 "베개커버를 씌워서 흐트러진 것도 몰랐다", "일일이 커버를 벗겨서 각을 잡는 것이 귀찮다" 등의 이유로 알맞게 조절한 베개가 점점 부적절한 형태가 되어 버리고 만다.

또한 현관매트와 목욕타월은 적당히 단단한 베개를 위해 연구하여 조합된 것이지만, 오래 사용하면 머리의 무게 때문에 점점 내려앉는다. 그래서 매일 밤마다 베개를 평평하게 만들어야 하고, 그래도 안 되면 소재를 바꿔서 다시 만드는 섬세한 관리가 필요하다. 하지만 각이 흐트러졌을 때와 마찬가지로 점점 신경을 안 쓰게 될 경우가 있다.

우리 병원에서도 처음에는 먼저 현관매트베개를 권한다. 하지만 역시 베개가 내려앉거나 늘 베개와 몸의 상태를 신경 쓰며 지속해서 조절하는 것이 힘들어, 현관매트베개로 인해 좌절한 사람도 있다.

그런 사람에게는 우리 병원 병설의 야마다 슈오리 베개연구소에서 주문제작으로 만드는 '정형외과베개'를 권한다. 환자 중에는 처음부터 정형외과베개를 희망해서 병원에서는 진료도 받지 않고 정형외과베개를 신청하는 환자도 있다. 정형외과베개도 현관매트베개와 기본은 똑같다. 단순히 '흐트러지고' '주저앉는' 현관매트베개의 단점을 보완한 것이 정형외과베개이다.

그럼, 정형외과베개는 어떤 것일까? 인간공학적으로 생각하면 '소프트층', '지지층', '쿠션층'의 삼단으로 되어 있어 '탄력은 있지만, 지나치게 딱딱하지 않은' 것이 최상의 상태이다. 이처럼 정형외과베개도 삼단 구성을 이룬다.

먼저, 근간이 되는 지지층에는 단단한 우레탄소재를 사용했고, 높이는 5밀리미터 두께의 폴리에틸렌 판을 넣었다 뺐다하면서 조절할 수 있도록 했다. 그 위에 다소 두툼한 쿠션층을 올렸다. 쿠션이라고는 해도 머리의 무게를 분산시킬 정도의 푹신함이기 때문에 만져보면 비교적 단단한 편이다. 그리고 마지막으로 닿는 부분을 부드럽게 하려고 얇은 저반발 우레탄폼을 올렸다. 그래서 적절한 높이로 유지됨과 동시에 지나치게 딱딱하지도 않고 촉감도 좋으며, 환자 한 사람, 한 사람의 몸에 딱 알맞게 조절할 수도 있다.

신체 변화에 맞추어 조절할 수 있도록 한 장, 한 장의 소재는 모두 분리가 가능하도록 했다. 하지만 딱 맞게 제작된 내부 커버에 넣고 다시 한 번 외부 커버에 넣으면 단단하게 고정된다. 웬만큼 거칠게 다루지 않는 한 흐트러지지 않는다. 또 내구성과 기분 좋은 감촉을 위해 제일 위에는 부드러운 저반발 우레탄폼을 사용했지만, 그 외에는 모두 내려앉지 않는 단단한 소재를 사용했다.

물론 한 번 썼던 정형외과베개도 우리 연구소에 오면 다시 조절해준다. 그래서 우리는 처음에 측정할 때 불편한 점을 확인하고, 또 환자의 모습을 보고 다음에 어떤 문제가 발생할지를 예측하여 다음번에는 무엇을 제안하는 것이 좋을지를 상세하게 진료차트에 기록한다.

베개란 미묘한 차이로 몸에 커다란 차이를 낳는 치료기구이기 때문에 항상 최상의 상태로 유지해주는 애프터케어와 서포터 체계가 필요하다. 관심이 있다면 우리 연구소 홈페이지(http://www.makura.co.jp)를 참고하길 바란다.

체격과 높이에는
상관관계가 있다

적절한 베개 높이는 체격에 따라서 다르다. 이는 몇만 명에 이르는 환자를 진료하면서 경험한 것인데, 더욱 명확하게 하기 위해 데이터 집계를 했다. 167쪽의 도표는 약 3만 명의 환자의 키, 체중, 조절한 베개 높이를 하나로 정리한 그래프이다. 따라서 보이는 것처럼 '키', '체중', '베개 높이'로 구성된 x, y, z의 삼차원 그래프가 됐다. 이 그래프를 보면 다소 예외가 있지만, 점이 한 덩어리의 띠 모양을 이룬 것을 알 수 있다. 즉, 키가 크고 몸무게가 많이 나갈수록 베개도 높아진다는 것

체격과 베개 높이의 상관을 나타낸 그래프

키 · 체중과 적당한 베개 높이의 상관
나이별 3차원 표시

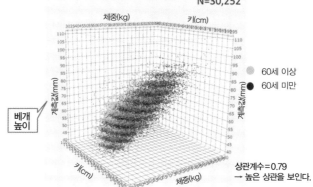

N=30,252

베개
높이

상관계수＝0.79
→ 높은 상관을 보인다.

키 · 체중과 적당한 베개 높이의 상관
남녀별 3차원 표시

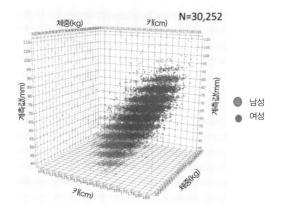

N=30,252

이다. 수치적으로는 체격(키와 체중)과 베개 높이의 상관관계는 0.8이다. 1이 '100% 상관'을 의미함으로 상당히 높은 상관을 나타내는 셈이다.

하지만 베개 높이에는 개인의 머리 모양, 어깨너비, 등이 굽은 정도와 같은 요소도 관계되기 때문에 체중과 키만으로 딱 맞는 베개 높이를 계산해낼 수는 없다. 그러므로 환자의 감각에 의지하면서 한 명, 한 명의 몸을 보고 지도하는 방법밖에는 없다.

현관매트베개를 만들 때도 가장 믿을 수 있는 것은 자신의 감각이다. 취향에 좌우되는 것은 금물이지만 목이 쭉 펴진 느낌이 드는지, 바로 누워도 옆으로 누워도 불편하지는 않는지, 그리고 무엇보다 수면자세를 편하고 쉽게 바꿀 수 있는지를 스스로 느끼면서 자신에게 꼭 맞는 베개를 직접 만들길 바란다.

50대가
터닝 포인트

그 누구도 노화를 피할 수는 없다. 나이가 들면 몸에 여러 가지 변화가 나타나는 것이 당연하다. 중요한 것은 이때 일어나는 하나하나의 변화가 불쾌 증상 및 병으로 이어지지 않도록 대처하는 것이다.

신체 변화는 30대에도 40대에도 일어나지만, 정형외과적인 입장에서는 50대를 터닝 포인트의 시점으로 본다. 50대가 되면 남녀 모두에게 뼈와 추간판의 질적 변화가 일어난다. 이 변화에 대응하기 위해서라도 먼저 베개를 바르게 해서 수면 중에 목이 최대한 부담을 적게 받도록 하는 것이 중요하다.

그러면서 평상시 주의해야 할 것이 있다. 요즘에는 50대도 왕성하게 활동하는 시기라는 이미지가 있지만, 역시 이 나이부터는 주의가 필요하다. 스스로는 아직 젊다고 생각하겠지만, 몸은 확실히 변한다. 몸이 하는 말에 귀를 기울여야 하며 30대~40대 때처럼 무리해서는 안 된다.

또한 50대가 되면 운동의 중요성이 훨씬 높아진다. 나이가 들면 몸이 약해지므로 운동은 하지 않는 것이 좋다는 생각은 잘못이다. 오히려 50대를 지나서 60대, 70대가 되고 나이를 점점 더 먹을수록 운동은 더욱 중요하다.

왜냐하면 나이가 들면 뼈와 추간판이 약해지므로 체력을 키워야 하기 때문이다. 근육이 뼈를 지탱해주기 때문에, 뼈가 약해지고 질이 저하되었을 때일수록 더욱 근육이 강하게 뼈를 지탱해주어야 한다. 덧붙여서 뼈의 강도도 운동 여부에 따라 달라진다. 어느 정도의 적당한 무게를 들 수 있는 힘을 키우지 않으면 근육과 뼈는 점점 약해질 수밖에 없다.

그러므로 근력을 키우고 뼈의 강도가 저하되지 않도록 유지하기 위해 50대부터는 반드시 운동하는 습관을 가져야 한다. 하지만 지금껏 아무런 운동도 하지 않던 사람이 갑자기 격한 운동을 하는 것은 위험하다. 자신의 몸 상태를 체크하면서 걷기와 가벼운 근육 트레이닝부터 시작하는 것이 좋다.

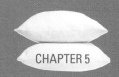

CHAPTER 5

베개를 바꾸면
인생이 바뀐다

밤중에 화장실에
가는 횟수가
눈에 띄게 줄어든다

어느 날 우리 병원을 내원한 할머니가 이런 말을 했다. "밤중에 여러 번 눈이 떠지고 자꾸 화장실에 가요. 일어나기 싫어서 저녁 식사 후에는 목이 말라도 물을 마시지 않는데, 왜 그럴까요?" 빈뇨로 인해 불면증에 걸렸다고 착각하는 전형적인 예이다. 나는 이 말을 듣고 무척 걱정됐다. 몸이 수분을 필요로 하는데도 애써 마시지 않으려고 노력하기 때문이다. 그래서 자다가 탈수증상이 나타나기도 하는 것이다.

정말로 화장실에 갈 필요가 있어서가 아니라, 수면자세가 나빠서 밤중에 눈이 떠지는 예도 많다. 그래서 "어떤 베개를 베고 주무세요?"라고 물으면 푹신푹신한 깃털베개라고 한다. 잠을 자더라도 푹 잤으면 하는 마음에 거금을 주고 샀다는 것이다.

　하지만 앞에서 말했듯이 머리가 베개 속으로 푹 들어가게 되는 푹신한 깃털베개가 몸에 맞는 사람은 아무도 없다. 하물며 할머니는 등도 상당히 굽은 상태였다. 이 경우에는 베개를 '높게' 베는 것이 좋기 때문에 더더욱 푹신한 베개는 몸에 부담이 된다. 등이 굽은 할머니가 목이 마른 것을 참으며 머리가 푹 들어가는 푹신푹신한 베개를 베고 등의 압박감을 견디며 수면자세도 바꾸지 못하고 자는 모습을 상상해보라.

　하지만 병원을 내원했으니 그 고통을 해소해드리는 것이 나의 사명이다. 다행히 원인은 의심할 것 없이 명확했기 때문에 서둘러 정형외과베개를 만들기 위해 신체 측정을 했다. 할머니는 베개를 바꾸면 빈뇨까지 없어질 수 있다는 말을 듣고 처음에는 반신반의하는 표정을 지었다. 하지만 이것이 마지막 기회라고 생각하면서 정형외과베개에 희망을 가졌다.

정형외과베개가 완성되고, 몇 주 후에 상쾌한 표정으로 할머니가 찾아오셨다. 할머니는 처음 베개를 만졌을 때 생각보다 딱딱해서 괜찮을까 싶었는데 사용하자마자 즉시 밤에 눈이 떠지지 않았다고 했다. 역시 빈뇨 때문이 아니라, 부적절한 베개 때문에 '불면증'에 걸려서 밤에 일어나 화장실에 가는 습관이 들었던 것뿐이다. 그리고 할머니가 더 좋아하셨던 것은 베개를 바꾸고 나서 서서히 등과 허리의 통증이 경감됐다는 사실이다.

물론 정형외과 관점에서 보면 이는 당연한 결과이다. 몸에 맞는 베개로 올바른 수면자세를 만들면 자연스럽게 목과 등이 편안해지고 자연스럽게 수면자세를 바꿀 수 있어 체액이 정체되지 않고 순환하게 된다. 전에 사용하던 베개는 목과 등에 부담을 주고 수면자세를 바꾸는 것을 방해했다. 이와 정반대의 일이 일어나는 베개로 바꿨으니 몸의 제반 증상이 사라지는 것은 당연한 일이다.

수면무호흡증후군도 코를 골지 않는다

인터넷에서 '수면무호흡증후군, 코골이, 베개' 라는 키워드로 검색했다가 우리 병원 사이트 주소를 클릭해보고 내원하는 환자가 많다. 어느 날 체중이 100킬로그램이 넘는 체격이 큰 환자가 내원했다. 수면무호흡 때문에 심하게 코를 골아서 부인이 힘들어한다고 했다.

수면무호흡증후군은 같은 방에서 자는 부인과 남편의 숙면까지 방해하는 '2차 피해'를 유발하기 때문에 더욱 고통스럽다. 수면 시에 간헐적으로 호흡이 정지하기 때문에 당연히 환자의 건강이 제일 걱정되지만, 같은 방에서 자는 사람에게 질책까지 당하면 얼마나 주눅이 들까 하는 생각에 늘 가슴이 아프다.

체격이 큰 그 환자에게 어떤 베개를 쓰느냐고 물었더니 저반발 우레탄폼 베개라고 대답했다. 그는 부드러운 질감이 무척이나 마음에 들었던지 "전 그 베개를 좋아하는데 정말로 사용하면 안 되나요?"라고 반복적으로 물었다. 우리 병원에서는 환자에게 '편한지 불편한지'는 반드시 묻지만 '좋은지 싫은지'는 묻지 않는다. '취향'은 적절한 베개를 선택하는 데 방해가 되기 때문이다.

환자에게 "저반발 우레탄 베개를 베면 머리가 베개 안으로 푹 들어가는데, 그런 상태가 더욱 무호흡을 초래할 가능성이 큽니다"라고 설명하고 직원에게 현관매트베개 제작법을 설명해드리라고 했다. 환자가 "딱딱하네요"라고 투덜거리면서도 "뭐 그래도 잘 수는 있을 것 같네요"라기에, 편하게 잘 수 있을지를 확인하기 위해 잠시 그대로 누워 있으라고 했다. 그리고 몇 분 후에 직원이 상태를 보러 갔더니 몸에 딱 맞도록 조절된 현관매트베개를 베고 쿨쿨 자고 있었다. 코는 골지 않았다.

환자는 눈을 뜨자마자 "평소랑 숨 쉬는 부위가 달라요. 평소에는 입으로만 숨을 쉬는 느낌이었는데, 좀 전에는 입은 물론이고 코로도 많은 공기가 들어오는 느낌이었어요"라고 말했다. 나는 직원에게 그 말을 전해 듣고 무척 만족스러웠다.

잠을 못 잔다, 숙면을 취할 수가 없다, 코를 심하게 곤다. 이럴 때 '뭐가 문제지?'라고 생각을 하면서도 '뭐가 문제인지 모르겠어', '어떻게 해야 할지 모르겠어'라고 생각해버리는 사람이 의외로 많다. 그래도 '일단 베개를 바꿔볼까?' 라는 생각으로 베개를 조절한다면 몸의 불편 증상은 점점 없어질 것이다.

아이의 어깨 결림도 해결된다

베개로 어깨 결림 증상을 없애는 것은 어린이에게도 있었다. 처음에는 아이의 부모가 심한 어깨 결림으로 통원치료를 받았다. 어느 날 진료 중에 내가 문득 "사실 어깨 결림은 유전이에요. 엑스레이 촬영을 하면 부모와 자식은 똑같은 모양으로 척추가 휘어져 있죠"라고 말한 것이 계기가 되어 아이 이야기가 나왔다. 자세하게 물어보니 초등학생인 아이에게도 아버지와 똑같은 어깨 결림 증상이 있다고 했다. 뚝뚝 소리를 내며 목을 꺾는 습관이 있는 것도 걱정이라고 했다.

그 부모는 다음 진료를 받으러 올 때 아이와 함께 내원했다. 실제로 아이를 만나보니 한눈에 보기에도 자세는 나빴고 목도 조금 앞으로 나와 있었다. 아이는 "밖에서 노는 것도 좋은데 집에서 게임을 하는 게 좋아요", "게임을 할 때는 집중하고 있어서 모르는데 끝나면 어깨가 엄청 아파요"라고 했다. 잠은 잘 자는지 궁금해서 물어보자, 아이는 "잠을 자긴 자는데 잘 잤다는 기분이 안 들어요", "아침에 눈을 떴을 때 힘이 없고 피곤할 때가 많아요"라고 대답했다. 옆에 있던 아이 어머니는 잠버릇이 매우 나쁘다고 덧붙였다.

낮에 굽었던 척추가 잘 때는 쭉 펴진 상태로 휴식을 취해야 하는데 그렇지 못해 어깨 결림이 해소되지 않은 채로 만성화된 것이다. 따라서 아이에 대한 진단도 부모와 마찬가지로 '베개불면'이었다. 밤에는 현관매트베개를 베고, 낮에는 자세에 주의를 기울이도록 목베개를 하고 있으라고 했다.

아이 부모가 걱정했던 목을 뚝뚝 꺾는 습관도 목이 불편해서 생긴 것이다. 목 주변이 뭔가 불쾌하고, 무겁고, 결리는 느낌이 들 때 뚝 소리가 나도록 목을 꺾으면 순간적으로 시원한 느낌이 든다. 성인들도 습관적으로 목을 꺾는 사람이 많다. 하지만 시원한 '기분'이 들 뿐 목뼈와 관절에는 매우 좋지 않다. 목뼈가 쉬어야 할 때 쉬면, 즉 잘 때 자세가 바르면 당연히 목의 불쾌감도 해소되고 목을 꺾는 습관도 고쳐진다.

며칠 후, 아이의 부모가 내원해서 "현관매트베개를 사용한 뒤로 아이가 잠도 잘 자고 잠버릇도 좋아졌어요. 무엇보다 이제 아이가 어깨가 결리지 않는다고 해요"라고 말했다. 게임을 할 때는 역시 등이 굽지만, 그래도 목베개를 하니까 목이 훨씬 편하다고 했고, 목을 꺾는 습관도 거의 없어졌다고 했다.

이 아이의 경우도 그랬지만, 어린이의 어깨 결림 증상이 증가하는 배경에는 시대적 변화가 있다. 태어나면서부터 주변에는 컴퓨터와 스마트폰이 있고, 놀 때는 주로 컴퓨터 게임을 하거나 스마트폰 게임을 한다. 학원에 다니는 것이 당연하고 밖에서 뛰어노는 일은 별로 없다. 원인을 생각해보면 이런 요소들이 떠오르지만, 나는 이런 시대적 변화를 한탄하고 싶지는 않다. 오히려 이렇게 일찍 내원해주어 고맙게 생각한다.

그렇게 생각을 하는 데는 이유가 있다. 사실 20대, 30대 환자 중에는 "20년 전부터 어깨가 결렸어요", "제 요통은 30년도 더 됐어요"라는 사람이 적지 않기 때문이다. 단순하게 계산하면 10세 이전부터 고통스러운 통증에 시달렸다는 이야기가 된다. 물론 나이가 몇 살이든 증상은 개선될 수 있고 해소될 수 있다. 만일 시간을 거슬러 올라갈 수 있다면 그 환자들이 어렸을 때로 돌아가서 치료해주고 싶다.

이처럼 오래도록 어깨 결림과 요통으로 고통받는 환자도 있기 때문에 어린이 환자가 내원하면 베개를 조절하는 것만으로 적어도 앞으로 몇십 년간은 관련 증상으로 고통받지 않으리라는 생각에 절로 가슴을 쓸어내리게 된다.

낮잠도
이것으로
없어진다

짧은 시간을 자더라도 깊이 푹 자면 낮에 졸음이 쏟아지는 일은 없다. 반대로 아무리 오랜 시간 자도 수면의 질이 나쁘면 몸과 머리가 제대로 쉬지 못하기 때문에 낮에 졸음을 참지 못하고 앉아서 꾸벅꾸벅 졸게 된다. 중요한 회의 직전이나 운전 중에 잠이 쏟아진다면 단순한 졸음이라는 말은 궁색한 변명에 지나지 않는다. 그러므로 수면은 '양'이 아니라 '질'이다. 내가 지켜본 환자 중에도 베개를 조절했더니 수면의 질이 좋아져 낮잠을 안 자게 되었다는 사람이 많다. 그중에 극적으로 효과를 본 수면무호흡증후군 환자가 있다.

그 환자를 수면무호흡증후군 치료센터에서 처음 만났다. 몇 년 전에 나는 베개와 수면무호흡증후군의 관계성을 연구하기 위해 그곳에 다녔다. 센터에서 나는 환자와 직접 이야기를 나눈 후에, 센터에 있는 베개와 내가 연구하여 개발한 정형외과베개로 바꾸면 어떤 변화가 일어나는지를 임상 연구했다. 이비인후과 의사와 함께 연구하기도 하고, 환자의 동의를 얻어 수면 시(야간)의 모습을 모니터링 하기도 했던 의미 있는 시간이었다.

그 환자는 30대 남성이었다. 양판점에서 판매원으로 근무하고 있는데 낮에 참을 수 없을 정도로 잠이 자주 쏟아져서 업무에 지장이 있다고 했다. 원인은 수면무호흡증후군으로 진단됐다. 처음에 내가 만났을 때는 CPAP를 장착하고 있었고, 이 CPAP의 압력을 조절하기 위해 수면검사를 받으려고 입원한 상태였다. 어떤 베개를 사용하느냐고 물었더니 이 환자도 표면이 올록볼록한 저반발 우레탄폼 베개를 사용한다고 했다. 이 베개의 인기는 식을 줄을 모른다. 센터에서는 센터에서 마련해놓은 베개를 베고 자기 때문에 저반발 우레탄폼 베개의 단점의 영향을 받지 않지만, 당연히 몸에 맞는 베개도 아니다. 환자에게 의사를 묻고 정형외과베개를 제작하여 바로 사용하도록 했다.

수면무호흡증후군 환자는 입원해서 밤새도록 수면다원검사PSG를 받는다. 뇌파, 산소 농도, 근전도를 비롯하여 30개 이상의 모니터링 기기를 부착하고 하룻밤 동안 잔다. 그 환자는 이 검사에서 베개를 바꾸기 전에는 수면 중에 무호흡 상태가 시간당 40회 이상 나타났고, 대단히 힘들어 보였다. 하지만 베개를 바꾼 그날 밤부터 무호흡 횟수가 줄었고 검사한 결과 수면의 질도 향상됐다. 덧붙여서 오래도록 시달렸던 어깨 결림 증상도 해결됐다고 하여 놀랐다. 그의 어깨 결림 증상도 수면자세가 나빠서 비롯된 것이었다.

고질적인
냉증도 고쳐진다

잠을 잘 때 추워서 두꺼운 옷을 입고 양말을 신고 자는 냉증 환자에게 나는 그렇게 입고 자는 것이 오히려 몸을 더 차가워지게 한다고 말한다. 그러면서 환자에게는 "베개를 조절했으니까 양말을 꼭 벗고 자보세요"라고 말한다. 이렇게 말하게 된 계기를 만들어준 환자가 있다.

2, 3년 전 겨울에 "밤에 발이 너무 시려서 양말을 두 켤레나 신고 자요"라고 말한 할머니 환자가 있었다. 몇십 년 전부터 냉증에 시달렸다는 할머니는 손발이 시려서 겨울에는 잠

이 잘 오지 않는다고 했다.

우리 병원은 정형외과임으로 할머니도 처음에는 '냉증'으로 진료를 받으러 온 것이 아니었다. 요통이나 어깨 결림 같은 이른바 정형외과적인 증상으로 내원했던 것으로 기억한다. 그래서 현관매트베개를 써보기로 하고 침구와 수면습관에 관해 이야기를 하던 중 우연히 나왔던 말이 "냉증이라서 겨울에는 반드시 양말을 신고 잔다"는 것이었다. 그 말을 듣고 나는 즉시 '그러면 수면자세를 바꾸기가 힘들 텐데?'라고 생각했다. 수면자세를 바꾸는 것이 중요하므로 이불 속에서 몸은 최대한 자유로워야 한다.

그런데 할머니는 무릎까지 올라오는 두꺼운 양말을 신고 잠옷 바지를 양말 속에 넣고 잔다고 했다. 양말과 잠옷, 잠옷과 이불, 양말과 이불 사이에 이중삼중으로 마찰저항이 발생할 것이 불을 보듯이 뻔했다. 환자가 믿음을 갖고 계속해온 습관을 바꾸는 것은 쉬운 일이 아니다.

하지만 수면자세를 바꾸지 못하면 아무리 베개를 몸에 맞게 조절하더라도 효과는 반으로 줄어든다. 나는 끈기 있게 베개 높이와 수면자세의 관계, 수면 중에 자세를 바꾸는 것이 얼마나 중요한지를 알기 쉽게 설명했다. 그러고 나서 "할머니, 속는 셈 치고 오늘 밤에는 양말을 벗고 자보세요"라고 말했다.

내가 알려준 대로 했을까 하는 불안감이 여전히 사라지지 않은 채로 며칠이 지났다. 그 후 할머니가 다시 내원해서는 놀란 표정으로 나에게 말했다.

"선생님께서 말씀해 주신대로 양말을 벗고 잤더니 발이 따뜻해졌어요. 이게 어떻게 된 거죠?"

그 이유는 이제 더 자세하게 설명할 필요도 없다. 한마디로, 이제 수면 중에 '몸을 충분히 움직이게 된 것'이다. 자신에게 알맞은 높이로 베개를 조절하고 양말을 벗었기 때문에 수면자세를 바꿀 수 있었고, 그로 인해 혈액순환이 좋아져서 냉증이 해소된 것이다.

내가 자신 있게 책을 쓰고 이야기를 할 수 있는 것은 모두가 이러한 환자들의 생생한 목소리가 있었기 때문이다. 한 명만 그랬던 것이 아니라 많은 환자가 한목소리로 "개선됐다"고 말해줬기 때문에 '이것을 표준적인 정보로 많은 사람에게 전달해도 되겠다'고 확신할 수 있었다.

양말과 냉증 이야기는 그야말로 임상을 통해 산출한 표준적인 정보 중에 하나라고 할 수 있다.

갱년기 증상도
말끔하게 해결된다

베개로 갱년기 장애가 '치유된다'고는 할 수 없다. 하지만 지금부터 이야기하려는 환자는 흔히 사람들이 갱년기라고 생각하는 나잇대에 겪었던 심신의 고통과 불편 증상을 베개로 해소했다.

더욱 엄밀하게 말하면, 호르몬치료가 필요한 갱년기 장애인지, 단순히 나이가 들어서 생긴 불편증상인지를 정확하게 파악했기 때문에 건강을 되찾은 케이스라고 할 수 있다. 이 둘을 혼동하면 개선될 것도 개선되지 않음으로 주의해야 한다.

어느 날 50대 중반의 여성이 지독한 어깨 결림으로 우리 병원에 진료를 받으러 왔다. 어깨 결림 증상은 갑자기 발생하는 경우가 거의 없다. 대개는 다른 증상과 함께 발생한다.

예를 들어, 열이 날 때 어깨가 결리는 경험을 한 적이 없는가? 감기 및 인플루엔자, 편도선염 등과 함께 어깨 결림 증상이 나타나는 경우도 아주 많다. 그 밖에도 이가 아파서 어깨가 결리는 경우도 있고, 우울증 환자도 어깨 통증을 자주 호소한다. 혹은 고혈압으로 어깨가 결리는 경우가 있다.

갱년기 장애도 예외는 아니다. 만성적인 어깨 결림은 갱년기 장애로 발생하는 대표적인 증상이라고 해도 과언이 아니다. 그런데 이런 지식은 어디서 얻는 걸까? 그 여자 환자도 자신의 어깨 결림은 갱년기 장애의 합병증이라고 하소연했다. 그 밖에 현기증이 나고 두통이 있으며 관절도 아프다고 했다.

당연한 이야기지만 갱년기 장애는 정형외과의 영역이 아니다. 정말로 여성호르몬 분비가 저하되어 갱년기 장애가 발생한 것이라면 산부인과에서 치료를 받아야 하겠지만, 이 환자는 산부인과를 다녀도 전혀 좋아지질 않는다며 불만스러운 표정을 지었다.

일단 지독한 어깨 결림을 진료받으려고 내원했기에 그 증상을 해소하기 위해 평소처럼 현관매트베개 제작법을 알려줬다. 현관매트베개를 사용한 후 다시 내원했을 때 그 환자의 얼굴은 몰라볼 정도로 밝았다. 베개를 바꾸고 나서 어깨 결림은 물론 현기증과 두통, 관절의 통증을 비롯한 제반 증상까지도 상당히 좋아졌다고 했다.

베개를 바꿔서 증상이 개선됐다면 적어도 이 환자의 증상은 여성호르몬 분비가 저하되어 발생한 것이 아니다. 즉, 갱년기 장애가 아니었던 것이다. 50대가 되어 일어난 신체 변화와 오래도록 축적됐던 베개불면이 겹쳐서 각종 불편 증상이 나타났던 것이다.

이런 오해는 이 환자에게서만 나타나는 특수한 것이 아니다. 갱년기 장애인 줄 알았는데 사실은 단순한 베개불면이었던 것으로 밝혀지는 케이스는 아주 많다. 일반적으로 사람들은 폐경 후 발생하는 심신의 제반 증상＝갱년기 장애라고 단정 짓는 경향이 있는데, 그렇지 않은 경우가 많다. 그러므로 한번쯤 베개불면일지도 모른다는 생각으로 시험 삼아서 베개를 조절해보는 선택도 고려해보길 바란다.

우울증이 치료되어
다시 직장생활을
하다

우리 병원은 정형외과지만 정신과 및 정신신체의학과가 아닐까 싶을 정도로 우울증 환자가 많이 내원한다. 물론 정신신체의학과처럼 카운슬링을 받으러 오는 것은 아니다. 우울증은 어깨 결림을 비롯한 다른 증상을 동반하는 경우가 많아 이곳저곳 정형외과를 다녀보면서 우리 병원까지 오게 된 것이다.

우울증 환자에게는 으레 불면증이 있다. 아무래도 우리 병원이 수면의 질을 높이기 위해 베개외래진료를 하기 때문에 우울증 환자가 많이 내원하는 것 같다.

그런데 나는 우울증 환자를 접할 때는 겁이 난다. 왜냐하면 자살을 기도하는 환자도 있기 때문이다. 정신과나 정신신체 의학과 의사라면 자살을 막기 위해 전문적인 치료를 하겠지만, 당연히 나로서는 그것이 불가능하다. 이때 내가 할 수 있는 것은 정형외과적인 지도와 치료뿐이다.

전에 정신신체의학과를 다니는 어떤 환자가 어깨 결림이 심하다면서 정형외과 진료를 받으러 왔다. 그 환자는 처음 의사에게 "정신적인 문제라서 여기서는 치료가 어렵습니다"라는 말을 듣고 이 병원 저 병원을 찾아다니다가 마침내 우리 병원에까지 오게 되었다고 한다. 그 환자는 정신적으로 육체적으로 너무 힘들어 직장을 휴직한 상태였다.

그래서 나는 평소처럼 현관매트베개를 권했다. 그 환자는 현관매트베개를 만드는 법을 배우고, 그 후로는 3개월 동안 2주에 한 번꼴로 내원했다. 베개를 바꾼 효과가 있었는지 점점 어깨 결림은 줄어들었고, 표정도 밝아졌다.

"이제 회사를 다시 다녀보시는 게 어떠세요?"라고 제안했더니, "그럼 주2일 정도로 다녀볼게요"라고 했다. 그 후로는 병원 내원이 줄어들었고 회사에 출근하는 횟수는 조금씩 늘어났다. 그리고 최종적으로는 완전히 사회에 복귀할 정도로 좋아졌다.

이런 케이스를 볼 때마다 몸과 마음은 끊으려야 끊을 수 없는 관계라는 것을 절감한다. 마음이 아프면 몸이 아프고, 몸이 아프면 마음이 아프다. 또한 반대로 마음이 건강해지면 몸도 건강해지고, 몸이 건강해지면 마음도 건강해진다. 그래서 몸이 치유되면 마음도 치유된다는 사실을 깨달았다.

짜증 나던
두통에서 해방되다

어느 날 "편두통이 심해서 못 견디겠어요"라고 호소하는 30대 여성이 병원을 내원했다. 이때 먼저 주의해야 할 것은 그것이 정말로 편두통인가 하는 것이다. 앞에서 말했듯이 편두통이란 병명 때문에 근긴장성두통을 편두통으로 착각하는 사람이 아주 많기 때문이다.

그래서 그 환자에게 "어느 병원에서 편두통이란 진단을 받았나요?"라고 물었더니, "아니요, 전 옛날부터 편두통이 있었는데요"라고 했다. 아무래도 뇌신경외과에서 정확한 진단을 받은 것이 아니라 자가진단을 한 것 같다. 편두통은 쉽게 말해서 뇌혈관이 확장되어 혈류가 증가함으로써 발생하는 두통이다. 따라서 편두통 치료에는 혈관을 수축시키는 약을 처방하는 것이 일반적이다.

그런데 그 환자가 "그런 약은 안 먹는데요. 소염진통제만 처방받았어요"라고 했기 때문에 나는 편두통이 아니라고 확신했다. 나는 마지막으로 "목욕탕 욕조에 몸을 담그면 두통이 심해지나요?"라고 물었다. 목욕탕 욕조에 몸을 담그면 혈관이 확장되기 때문에 편두통이라면 통증이 더욱 심해진다. 하지만 환자는 "욕조에 몸을 담그면 편해져요"라고 대답했고, 편두통이 아니라 근긴장성두통인 것이 분명했다.

더 자세히 이야기를 나눠본 결과 어깨 결림 증상도 있었기 때문에, 수면자세가 나빠서 어깨 결림 증상이 나타났고 이로 인해 두통도 발생한 것으로 진단했다. 그래서 베개를 조절하는 방법을 가르쳐주었고, 그 후 환자는 두통과 어깨 결림 증상이 개선되었다. "한쪽 머리가 아프고 구역질이 나서 나는 편두통이라고 생각했었는데, 이제는 베개를 바꾼 뒤로는 소염진통제도 안 먹어요"라고 했다.

두통은 이 환자처럼 명확하게 근긴장성두통인 것으로 판단되는 경우가 많지만, 드물게 혈관성두통(편두통)과 근긴장성두통이 동시에 일어나는 '혼합성두통'인 경우도 있다. 하지만 단순하게 생각한다면 근긴장성두통만이라도 해소된다면 통증이 반으로 줄어드는 셈이 아니겠는가. 편두통은 치유되지 않지만, 그래도 베개를 바꾸는 것만으로도 통증은 상당히 줄어든다.

아침에 일어났을 때
저린다면
범인은 베개다

저린 증상과 마비는 정형외과에서 가장 빈번하게 진료하는 증상 중의 하나이다. 저린 증상은 신경의 통증 때문에 발생함으로 근원인 목의 부담을 줄여주면 대부분은 개선된다. 다만 간과해서는 안 되는 점은 '언제 저린가?' 하는 것이다.

만일 아무것도 한 것이 없는데 심하게 찌릿찌릿하면서 지속해서 저리다면 기질적器質的으로 어떤 문제가 발생했다고 봐야 한다.

예를 들면, 추간판탈출증에 의한 중증의 신경통을 의심할 수 있다. 베개를 조절해서 목의 부담을 줄이면 통증과 저린 증상은 완화되지만, 베개만으로는 근본적인 치료가 되지 않는다. 하지만 이것은 드문 케이스로 수면자세가 나빠서 저린 경우가 훨씬 많다.

얼마 전에도 '손이 저리다'는 환자가 왔다. 언제 저리냐고 물었더니, "아침에 일어났을 때 저릴 때도 있고, 자다가 손이 저리고 아파서 깰 때도 있다"고 했다. 하지만 "일어나서 시간이 좀 지나면 어느 사이엔가 괜찮아진다"고 덧붙였다.

아침에 일어났을 때 당신은 어떤 증상이 있는가? 아침에 일어났을 때는 제대로 베개 위에 머리가 올라가 있어야 하며 몸은 곧게 쭉 뻗어 있고 무증상, 즉 '어떤 불쾌감도 없는 상태'여야 한다. 만일 일어났을 때 컨디션이 좋지 않다면 그 원인은 틀림없이 수면에 있다는 증거이다. 이처럼 아침에 눈을 떴을 때 자신의 상태를 잘 관찰하면 불쾌감이 발생하는 그 원인을 찾을 수 있을 것이다.

어쨌든 이 환자는 확실히 수면자세가 나빠서 손이 저린 케이스였다. 신경은 밤에 제대로 휴식을 취하면 자연스레 회복된다. 하지만 수면자세가 나쁘면 신경이 제대로 회복되지 않아 다음 날 아침에 일어났을 때 손이 저리거나 마비가 발생하기도 한다. 이때 필요한 것도 자신에게 알맞게 베개를 조절해서 수면자세를 바르게 하고 수면 시 자연스럽게 자세를 바꿀 수 있게 하는 것이다. 신경을 직접 치료할 수는 없지만, 신경이 쉴 수 있는 자세를 취함으로써 자는 동안 신경이 자연스레 회복되도록 할 수는 있다.

이 환자는 손이 저리기 시작한 지 얼마 되지 않았기 때문에 베개를 조절하자 바로 아침에 저린 증상이 사라졌다. 그러나 환자 중에는 저린 증상이 만성화된 사람도 있다. 이런 사람은 회복까지 상당한 시간이 걸리기도 한다. 하지만 아무것도 하지 않으면 증상은 계속된다. 조금씩이라도 신경이 회복되면 저린 증상도 조금씩 줄어든다는 것을 잊지 말자.

또 다른 환자는 저린 증상을 줄여준다는 비타민제를 복용하고 있었다. 하지만 복용한 지 몇 년이 지나도록 아무런 변화가 없었다고 한다. 시험 삼아 약을 먹지 않았는데도 달리 증상이 악화되지는 않았다고 했다. 그렇다면 약을 계속해서 먹을 필요가 없는 것이다.

이 환자도 베개를 현관매트베개로 바꾸자 밤마다 매일 조

금씩 신경이 회복되어 조금씩 차도를 보이게 됐다. 이런 사례
는 일일이 다 열거할 수 없을 정도로 아주 많다.

잠자기가
두려운 사람도
자는 것이
즐거워진다

어깨가 결리고 저려서 내원하는 환자 중에는 "잠자리에 들기가 두렵다"고 하는 사람이 매우 많다. 졸려서 잠자리에 들어도 잠들 수가 없고 아파서 눈이 떠지거나 악몽을 꾸며 때로는 가위에 눌리기도 한다.

나는 이부자리에 누우면 2분 안에 잠들고 눈을 뜨면 아침이기 때문에 그런 고통을 실감할 수는 없지만, 매일 밤마다 '오늘 밤에도 괴롭겠지?'라고 생각하며 잠자리에 드는 것은 상당히 괴로울 것이다.

어딘가 몸이 불편하기 때문에 악몽을 꾸고 가위에 눌리는 것이다. 무리하여 일을 했거나 어깨가 결리고 컨디션이 안 좋은 상태가 지속될 때, 혹은 신경이 항진된 채로 잠들었을 때 가위에 자주 눌린다는 사람도 있다. 그 이유가 무엇이든 몸이 제대로 쉴 수 있는 자세로 자면 악몽을 꾸거나 가위에 눌릴 일도 없다.

이전에 우리 병원을 내원했던 여성 환자도 매일같이 악몽을 꾼다고 했다. 어깨가 결리고 허리가 아파서 내원했는데 이야기 도중, 악몽을 꿔서 자기가 무섭다고 했다. 아마도 만성화된 어깨 결림과 요통이 그 원인일 것이다. 어쩌면 악몽은 '이 증상을 어떻게 좀 해줘'라며 몸이 보내는 메시지인지도 모른다.

그 후 베개를 현관매트베개로 바꿨고 며칠도 안 지나서 악몽을 꾸지 않는다고 했다. 그뿐만 아니라 "자는 게 즐거워졌어요"라고 했다.

악몽이 두려워 "자기가 무서워요"라고 했던 환자가 편해졌다거나 제대로 쉬었다는 느낌 수준을 넘어서 밤이 오는 것이 기다려진다는 것이다. 반대로 말하면 그만큼 전에는 제대로 자지 못했고, 수면이 고통에 가까웠다는 뜻이다. 그만큼 몸에 꼭 맞는 베개가 중요하며 매일 밤 잠도 푹 잘 수 있다.

그동안 마사지샵에 쏟아 부었던 돈은 다 뭐지?

정형외과 의사로서 부끄러운 이야기인데 '어깨 결림'을 치료 대상으로 생각하지 않는 정형외과 의사가 꽤 많다. 어깨 결림 은 '증상'이지 '병'이 아니므로 근본적인 치료가 필요하다고 생각하지 않는 것이다. 따라서 정형외과에서는 대증요법으로 찜질이나 바르는 약을 처방하는 것으로 그치기 때문에 환자 들은 근본적인 치료를 해줄 의사를 찾아 헤맨다. 이를 '닥터 쇼핑'이라고 하는데 이런 현상은 실제로 존재한다.

그리고 어깨 결림은 병원에서 치료해주지 않는다는 것을

깨달은 환자들이 다음으로 찾는 곳은 마사지샵이다. 시술을 받으면 확실히 편해지지만, 받은 후에 자세가 나쁘면 다시 마찬가지이다. 따라서 시술 후에 재발함으로 한 달에 한 번꼴로 계속해서 다녀야 하고 상당한 금액을 계속해서 지불해야 한다. 무엇보다 남의 힘을 빌려야 건강해질 수 있다는 생각으로 인해 스스로 개선하고자 하는 의식이 점점 옅어지는 것이 문제이다.

어느 날 내원했던 환자도 이 같은 '어깨 결림 치료 난민'이었다. 40대 여성으로 30년도 넘는 '어깨 결림 경력'의 보유자였다. 그야말로 내가 시간을 거슬러 올라가서 치료해주고 싶다고 말했던 10살 이전부터 어깨 결림에 시달린 케이스였다. 이 환자도 처음에는 여러 정형외과 의사를 찾아다녔다고 했다. 하지만 어디를 가도 똑같은 대증요법만 했기 때문에 마사지샵에 다니기 시작했고 시술을 받은 지도 십수 년에 이른다고 했다.

그런데 현관매트베개로 바꾸자 불과 며칠 만에 어깨 결림이 개선되었다. 다시 내원했을 때 그 환자는 "그동안 마사지샵에 쏟아 부었던 돈은 다 뭐였는지? 어깨가 결리지 않는 건

좋은데 뭔가 기분이 좀 그렇네요"라며 한탄했다. 그래도 베개를 의심해서 다행이다.

많은 환자를 접하면서 의식이 바뀐 사람은 치유도 빠르다는 생각을 늘 한다. 아무리 좋다는 마사지를 받아도, 남에게 시술을 받기만 하고 스스로 자세를 바르게 하겠다고 생각하지 않으면 몸은 좋아지지 않는다. 중요한 것은 건강해지기 위해 제일 중요한 것이 무엇인지를 깨닫고 스스로 개선하고자 하는 의식이다. 수면자세를 의식하는 것, 베개 높이를 조절하는 것, 그리고 평상시의 자세에도 주의를 기울이는 것, 적당히 운동하는 습관을 들이고 몸을 건강하게 만들어 나가는 것은 모두 의식의 힘으로 이루어진다.

맺음말

'베개외래진료'를 시작한 지도 십수 년이 지났다. 오늘도 우리 병원에는 실로 다양한 환자가 내원했다. 어깨 결림과 요통을 비롯하여 수면무호흡증후군, 현기증, 두통 그리고 우울증이 있는 환자도 적지 않았다. '여기가 정말 정형외과인가?'라는 생각이 들 정도로 다양한 환자가 찾아오고 있는데, 그만큼 베개의 효과라는 것을 나날이 실감하고 있다.

지금은 돌아가셨지만, 정형외과 의사였던 아버지 구마가이 히데마루熊谷日出丸가 고안한 '방석베개'를 베고 표정까지 밝아져서는 "좋아졌어요"라고 말하던 환자를 나는 어릴 때부터 많이 봤다. 나도 그런 아버지를 이어 정형외과 의사가 되었고 방

석베개를 대신하는 현관매트베개를 진료도구로 베개외래진
료를 시작했다. 한편 정형외과베개를 주문 제작하는 야마다
슈오리 연구소를 설립하고, 더 많은 사람의 '베개불면'을 치
료하고자 통합적으로 수면자세를 개선할 수 있는 신제품 연
구개발을 계속하고 있다.

　이렇게 널리 알려지게 된 것도 모두 수면자세가 몸의 건강
을 크게 좌우하기 때문이다. 물론 베개외래진료를 시작한 시
점부터 나에게는 '건강은 베개에 크게 좌우된다' 는 단 하나의
신념이 있었다. 하지만 예상을 뛰어넘어서 더욱 확신을 갖게
해준 것은 다름 아닌 환자 한 사람, 한 사람의 목소리였다.

　나는 의사는 결코 "치료 불가능하다"는 말을 해서는 안 된
다고 생각한다. 의사는 만능이라는 말을 하고 싶은 건 아니다.
물론 정형외과에서는 근본적인 치료를 해줄 수 없는 증상도
있고, 때로는 아무리 진찰을 반복해도 원인을 알 수 없는 증
상과 만나기도 한다. 그래도 환자에게 "치료 불가능하다"고는
말하고 싶지 않다. 왜냐하면 의사가 "치료 불가능하다"고 말
해버리면 그 시점에서 환자는 희망을 저버리기 때문이다.

　근본적인 치료가 어렵고 원인을 알 수 없는 증상일지라도

어떻게 하면 환자의 증상을 완화시킬 수 있을지를 생각하는 것이 의사의 역할이다. 그런 의미에서 의사는 환자의 질병을 치료하기 위해 환자와 함께 달리며 힘들 때는 최대한으로 도와주는 '동반자'와 같다. 실제로 10년이 넘도록 증상의 경과를 보고해주는 환자가 많다.

이 책에서는 지금까지 수많은 환자를 진료하고 증상을 치료한 것을 예로 들면서 누구나 쉽게 적용할 수 있도록 했다. 직접 보고 진료한 것처럼 개개인의 신체적 특성에 맞게 말해줄 수는 없지만, 이 책이 당신의 증상을 조금이라도 완화해주고 도와줄 것이라 확신한다.

기적을 일으키는 베개의 힘

야마다 슈오리 지음 · 김진희 옮김

발 행 일 초판 1쇄 2015년 10월 30일
발 행 처 도서출판 평단
발 행 인 최석두

등록번호 제2015-000132호 / 등록일 1988년 7월 6일
주   소 경기도 고양시 통일로 140 삼송테크노밸리 A동 351호
전화번호 (02)325-8144(代) FAX (02)325-8143
이 메 일 pyongdan@hanmail.net
I S B N 978-89-7343-423-7 (03510)

이 도서의 국립중앙도서관 출판시도서목록(CIP)은 서지정보유통지원시스템 홈페이지(http://seoji.nl.go.kr)와
국가자료공동목록시스템(http://www.nl.go.kr/kolisnet)에서 이용하실 수 있습니다.
(CIP제어번호: CIP2015026557)